„Hauptsach' gsund samma"

Guichinger Gschichtn über aufplatzte Weißwürscht
und a verschwundene Leich'

Uli Singer Verlag
Landsberger Straße 37
82205 Gilching
Telefon 08105-26538
www.pollyTour.de

Uli Singer

„Hauptsach' gsund samma"

Cover: Monika Roming, Herrsching
Lektorat/Satz/Korrektur: Oliver Kübrich, Rosemarie Seul
Titelbild/Fotos/Karikaturen:
Uli Singer, WOSE, Manfred Fischer, Horst Wendland, Birte Hartl, Hermann Altenburger
Quellen: „Flugzeuge im Bauch" aus „Historischer Kraftverkehr"

,

1. Auflage 2019
ISBN 978-3-00-059901-9

singer@singer-online.de
www.pollyTour.de
www.uli-singer.de
www.mein-gilching.de
www.sosamma.de

Liebe Leser,

jetzt sagen's einmal ehrlich. Wo willst in Gilching anfangen, wennst ein Buch schreiben willst? Bei den alten Römern, die hier deutlich ihre Spuren hinterließen? Nein, da gibt es mittlerweile den Verein Zeitreise, der hervorragende Arbeit leistet. Auch über die zahlreichen Vereine, Schulen oder sonstigen Einrichtungen hat sich längst das Chronisten-Paar Rudi Schicht und Hans Lampl die Finger wund geschrieben. Bleibt eigentlich nur, aktive und interessante Menschen oder auch mal eine verschwundene Leiche in den Mittelpunkt der Erzählungen zu stellen. Und das hat tierisch Spaß gemacht. Gut, bei Lampl und auch bei Schicht hab' ich ein bißerl geklaut. Außerdem den einen oder anderen Zeitzeugen gefunden, der aus dem Nähkästchen plauderte. Entstanden sind Geschichten, die hoffentlich Spaß machen, sie zu lesen und zudem unseren Nachfahren einmal zeigen sollen, wie's in Gilching gelegentlich so zugegangen ist.

Uli Singer

...auch mit 73 Jahren ganz und gar nicht angepasst!

Freitag, 22. März, 2019

Auf ein Wort...

Leider sind sie eine aussterbende Art – die Originale unserer Gesellschaft. Scheinbar unzählige davon hat es gegeben, unangepasst, meinungsstark und authentisch. Diese

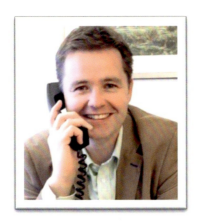

liebenswerten, grantigen, hintersinnigen, geistreichen, charmanten und manchmal auch skurrilen Persönlichkeiten, jede auf ihre Art einzigartig und unverwechselbar. Es scheint, als sei in unserer heutigen Welt die Freiheit verloren gegangen, unangepasst sein zu dürfen, mit all seinen Eigenheiten, Ecken und Kanten.

Und mit diesen Originalen gehen leider auch Stück für Stück die vielen wunderbaren Geschichten verloren, die untrennbar mit diesen Menschen verbunden sind. Geschichten, die uns zum Schmunzeln bringen, die uns nachdenklich machen, die uns berühren und an die wir uns so gerne erinnern. Geschichten aus unserer Nachbarschaft, unseren Orten, unserem Leben. Viele dieser Personen durfte ich kennen lernen, einige Anekdoten habe ich miterlebt und auch dazu beigetragen, dass es sie gibt. Manche haben mich geprägt.

Dieses Buch hält sie fest, die Geschichten unverwechselbarer Charaktere. Es bestärkt uns darin, uns nicht vom Zeitgeist verbiegen zu lassen und unseren eigenen Weg zu gehen. Treu dem Motto: „Hauptsach` g`sund samma".

Uli Singer, die Autorin, hätte mit Sicherheit viele Seiten mit eigenen Erlebnissen füllen können – das aber bleibt wohl dem nächsten Band vorbehalten.

Manfred Walter
Bürgermeister von Gilching

Dem Pflaume einen Korb gegeben

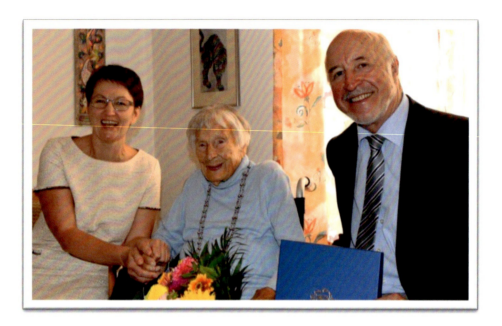

Hella Müting (Mitte) an ihrem 106sten Geburtstag
mit Vizebürgermeister Martin Fink und Heimleiterin Roxana Rudi

Es gibt nur noch wenige Menschen, die unter einem Kaiser geboren wurden. Hella Müting gehört dazu. Als sie am 16. September 1912 in Stettin (Hinterpommern) das Licht der Welt erblickte, war es Kaiser Wilhelm II., mit vollem Namen Friedrich Wilhelm Viktor Albert von Preußen, der zwischen 1888 und 1918 regierte. Es waren unruhige Zeiten, die schon zwei Jahre später im Ersten Weltkrieg mündeten. „Es kam die Inflation und die Hungerszeit", erinnert sich die Hella Müting. Der Vater sei Schulleiter gewesen und musste schauen, wie er seine acht Kinder einigermaßen satt bekam. „Luxus war, wenn wir eine Schiebewurst und einen Morgentrank aus Rüben bekamen." Schiebewurst? „Ja, es handelte sich dabei um eine kleine Scheibe Wurst, die auf das Brot gelegt wurde.

Bevor wir aber reingebissen haben, schoben wir die Wurstscheibe immer ein Stückchen weiter. So lange, bis sie am Ende der Brotscheibe angekommen war. Erst dann wurde die Wurst mitgegessen. So hatten wir wenigstens ein paar Bissen lang den Geschmack dieses seltenen Brotbelags." Doch ein Kind von Traurigkeit sei sie nie gewesen, erzählt die heute 106Jährige. Als junges Mädchen trat sie in den Stettiner Ruderverein ein und nahm an diversen Wettbewerben teil. „Oft sind wir auf der Oder bis nach Berlin gerudert. Ja, wir waren damals auch schon mal modern." Ursprünglich hatte Hella Müting Jura studiert. Doch nur ganz kurz. Die Liebe kam dazwischen. Sie heiratete einen evangelischen Theologen, von dem sie zwei Kinder bekam. „Es war aber mehr eine Urlaubsehe. Leider ist mein Mann während des Zweiten Weltkriegs gefallen." Aufgrund der Beschlüsse der Alliierten im Potsdamer Abkommen wurde Hinterpommern außerdem 1945 unter polnische Verwaltung gestellt und die deutsche Bevölkerung vertrieben. Müting floh mit ihren zwei Kindern, von Hinterpommern ging es nach Vorpommern, wo sie zufällig auf eine ihrer Schwestern traf, weiter unter Bombenhagel durch Hamburg bis nach Göttingen. Dort ist die Familie bei einem kinderlosen Onkel untergekommen. „Das ging nicht lange gut. Der Onkel hatte keinerlei Verständnis für Kinder. Als mein Fünfjähriger ganz begeistert vorführte, dass er schon pfeifen kann, hagelte es Beschimpfungen. Pfeifen war verpönt und das unanständigste, was sich ein Kind erlauben durfte." Hella Müting zog samt ihrer Kinder weiter nach Helmstett. Dort absolvierte sie ein sechsmonatiges Kurzstudium und verdiente forthin als Lehrerin den Lebensunterhalt. Und was machte die Liebe? Es gab einen zweiten Ehemann, von dem sie weitere drei Kinder bekam, doch auch diese Ehe hielt nicht lange. „Der Mann war sehr kreativ, aber leider geschäftlich absolut unfähig. Ich ließ mich scheiden und brachte mich und meine fünf Kinder alleine durch."

Die große Liebe kam im Alter. „Gaston lernte ich im Senioren-Sportverein in Aachen kennen. Wir hatten zehn Jahre lang eine sehr schöne Zeit. Leider ist er viel zu früh gestorben." 2009 übersiedelte Hella Müting auf Wunsch ihrer Tochter, die in Wörthsee zu Hause ist, nach Gilching. „Es musste sein, weil ich nicht mehr so fit bin. Es gefällt mir aber sehr gut hier. Es ist immer etwas los." Zu ihrem 100sten hatte sie übrigens zu einem großen Fest eingeladen und eine humorvolle Rede gehalten. Sie ist außerdem bestens über die aktuelle Entwicklung in Gilching informiert. Nicht aus der Zeitung, sondern aus erster Hand. „Zum Geburtstag besucht mich jedes Jahr unser Bürgermeister Manfred Walter oder dessen Stellvertreter und die erzählen mir dann alles."

Dem Pflaume einen Korb gegeben

Mittlerweile ist Hella Müting 106 Jahre alt. Vom Betreuten Wohnen siedelte sie ins benachbarte BRK-Seniorenzentrum um. Nein, langweilig wird es der rüstigen Rentnerin nie. Sie ist zwar körperlich etwas eingeschränkt, doch der Geist ist topfit. Unter anderem liest sie viel und im Fernsehen sieht sie sich vorwiegend politische Sendungen an. „Damit ich immer gut informiert bin" sagt sie. Und wenn es sich ergibt, trifft sich Hella Müting mit Verwandten oder Freunden zum Kartenspiel. Und so blieb es nicht aus, dass sie im Alter von 103 Jahren für den Film entdeckt 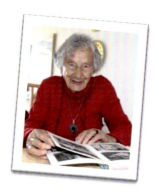 wurde. Titel „Ü100". „Das war vielleicht ein Stress. Ich musste für die Aufnahmen zum Frisör und zum Einkaufen gehen. Und das alles unter Zeitdruck", erinnert sie sich. Im Januar 2019 wurde sie außerdem als Fotomodell für ein Plakat anlässlich des 100sten Geburtstages des Frauenwahlrechts entdeckt. Für fast drei Monate lächelte sie am Münchner Lenbachplatz von einem fünf mal fünf Meter großen Poster auf die vorbeihuschenden Menschen herunter. Ja, und eigentlich hätte sie auch bei einer Sendung über durchaus muntere 100Jährige mit Jörg Pflaume als Gastgeber dabei sein sollen. „Die Redaktion rief an und erzählte mir von dem Projekt. Das hätte mir schon Spaß gemacht. Leider musste ich Herrn Pflaume einen Korb geben." Wie das? „Die wollten mir doch tatsächlich die Antworten auf deren Fragen in den Mund legen. Bin ich dement? Ich lasse mir doch nicht vorschreiben, was ich so gar nicht sagen will. Dann habe ich Herrn Pflaume mitteilen lassen, dass er auf mich verzichten muss."

Ein ganz und gar kein braves Kind

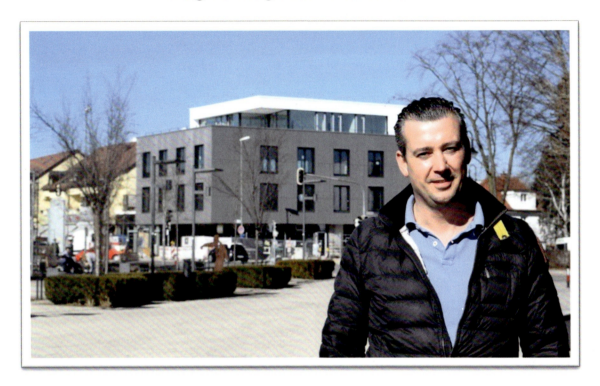

Nicht ohne Stolz präsentiert Wolfgang Scherbaum sein neues Geschäftshaus im Hintergrund, das in Kooperation mit der Gemeinde und unter Bürger-Beteiligung entwickelt wurde. Ziel war, anstelle des ehemaligen ebenerdigen Ladens das Eckgrundstück an der Römer-/Rathausstraße attraktiver zu gestalten. Noch ist der Bau nicht fertig. Bis spätestens Ende Mai aber wird dort neben Rossmann, der auf 800 Quadratmeter Verkaufsfläche erweitert, unter italienischer Leitung ein Tagescafe mit großzügiger Terrasse einziehen. Zudem wird das Gebäude rundum begrünt. „Mein Ziel ist ein mediteranes Flair zum Verweilen und zum Wohlfühlen", erklärt der 38Jährige Familienvater.

Über lange Zeit stand nicht fest, was aus Wolfgang Scherbaum einmal werden soll. „Leider war ich ein sehr schwieriges Kind und bin auch zweimal von der Schule geflogen", erzählt er freimütig. Aufgewachsen auf einem großzügigen landwirtschaftlichen Anwesen zwischen Altdorf und Wiesmath stand ihm und seinen zwei Geschwistern die Welt offen. „Undenkbar in der heutigen Zeit, aber wir waren stundenlang alleine unterwegs.

Mit unseren Nachbarn, den Zankl-Buam, ham mia uns im Saustoi gsuhlt oder mia warn im Woid und ham Räuber und Gendarm gspuit. Das kennen die heutigen Kinder gar nicht mehr. Was ich sehr schade finde." Im so genannten Flegelalter fühlte sich der 15Jährige (auf dem Foto ist Wolfgang zehn Jahre alt) dann plötzlich total losgelassen. „Ich fand einfach das Feiern schöner und das Nachtleben viel spannender, als die Schule. Außerdem hatte ich ständig Ärger, weil ich immer wieder Partei für meine Freunde ergriff, egal ob sie im Recht waren oder nicht. Dazu kam, dass ich viel mit den Lehrern stritt, was man

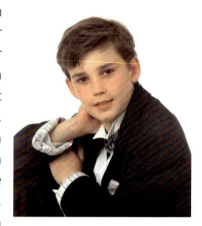

nicht unbedingt tun sollte. Das war auch der Grund, warum ich zweimal die Schule verlassen musste." Schluss damit war, als ihn die Eltern Oswald und Maria-Magdalena Scherbaum vor die Wahl stellten, Banklehre oder Abitur. „Ich machte mein Abitur, studierte Betriebswirtschaft und fing als Diplom-Kaufmann beim Logistik-Unternehmen Reichhart an. Das war das Beste, was mir passieren konnte. Meine Zeit bei Reichhart war prägend für meinen weiteren beruflichen Werdegang."

Entscheidend sei dann das Jahr 2010 gewesen. „Gilching im Speckgürtel von München war für mich nicht sonderlich attraktiv. Deshalb überlegte ich, mit meiner Familie wo anders hin zu gehen. Da ich aber mit Manfred Walter einen guten Kontakt hatte und mir der Bürgermeister das Entwicklungspotential von Gilching aufzeigte, entschied ich, zu bleiben, das Unternehmen vom Papa zu übernehmen und meinen Heimatort so gut als möglich mitzugestalten." Die Entscheidung hat Wolfgang Scherbaum nicht bereut.

„Gilching ist in den letzten Jahren jünger geworden, aber auch die Ansprüche der Bürger sind gewachsen. Es ist ein interessantes Spannungsfeld, innerhalb dem das Arbeiten Spaß macht." Als Ein-Mann-Betrieb kümmert sich Wolfgang Scherbaum darum, Grundstücke zu entwickeln, attraktive Häuser zu bauen und zudem Wohnraum zu schaffen. „Mir ist es wichtig, mit meinen Mietern und auch Geschäftspartnern persönlich Kontakt zu haben und für ein gutes Miteinander zu sorgen." Die Eltern haben sich mittlerweile aus dem operativen Geschäft zurückgezogen. „Heute sind sie begeisterte Großeltern für unsere drei Söhne und kümmern sich liebevoll um sie, so oft es geht", freut sich Scherbaum.

Rückblick: Mit Abriss des Gebäudekomplexes an der Kreuzung Römer-/Rathausstraße reiht sich ein Stückchen Gilchinger Geschichte in die Annalen des einstigen Dorfes ein.

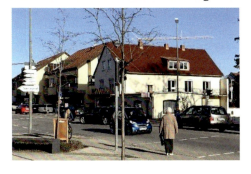

Ursprünglich nämlich war dort im Hinterhaus des Flachbaus (Foto) die erste Praxis einer Hebamme untergebracht. Waren einst Hausgeburten gang und gäbe, konnten werdende Mütter ab dem Jahr 1927 den Service bei Maria Müller in Anspruch nehmen. Drei Betten für Wöchnerinnen habe sie gehabt, erzählte Erich Fichtner, der ebenfalls dort zur Welt gekommen war. Die Praxis betrieb Müller bis 1971. Im vorgebauten Flachbau waren unter anderem die Drogerie Genß, der Kleiderladen mit Reinigung Ruzicka, ein Früchtehaus und zuletzt der Türkische Kulturverein untergebracht.

Flugzeuge im Bauch

Die Logistikunternehmensgruppe REICHHART mit Sitz in Gilching schreibt seit einem halben Jahrhundert Erfolgsgeschichte. Start war am 1. April 1967. Da meldete der da-

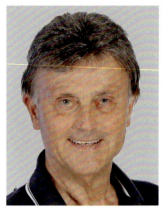

mals 27Jährige Horst Reichhart (Foto) ein Gewerbe für den Allgemeinen Güterverkehr an. Als Firmensitz diente eine ein-fache Garage. Der erste LKW, mit dem der 1941 geborene Bayer den Grundstein für ein Firmenimperium legte, war ein gebrauchter MAN Diesel Frontlenker mit so genannten „Pausbacken". Kennzeichen war STA-AU-13.

Das Ein-Mann-Unternehmen bewegte sich kontinuierlich auf Erfolgskurs. Bereits 1969 wurde die Münchner Firma Stahl-gruber als einer der wichtigsten Kunden gewonnen. Bis 1970 hatte der Jung-Unternehmer bereits sieben Lkws im Einsatz. Geparkt wurden sie am Straßenrand vor Reichharts Wohnhaus. Als der Fuhrpark 1974 auf 20 Lastwagen angewachsen war, kauft Horst Reichhart ein Grundstück am Rande der alten Dorniersiedlung.

1990 zog sich Horst Reichhart aus der Unternehmensführung zurück und übergab diese in die Hände von Mi-chael Jackl (Foto rechts) als Ge-schäftsführer. Im Jahr 2000 trat auch der 1972 geborene Sohn Alexander Reichhart in die Führungsriege ein. Mittlerweile ist Reichhart-Logistik ein international agierendes Unterneh-men mit rund 1000 Mitarbeitern.

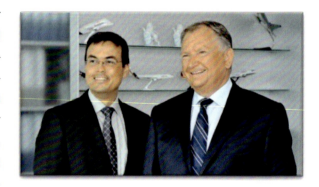

Für Schlagzeilen sorgte unter anderem im Jahr 2014 der Einsatz des ersten Lang-Lkw für den Transport von Flugzeugteilen vom Sonderflughafen Oberpfaffenhofen zu Airbus nach Finkenwerde. „Aus drei Fahrten mit dem Standard Lkw wurden zwei Fahrten mit dem Lang-Lkw. Das kommt auch dem Umweltschutz zugute", erklärte Michael Jackl bei der Präsentation in der Flugzeug-Halle bei RUAG auf dem Flughafengeländе. Zu Gast war auch Landrat Karl Roth, der es sich nicht nehmen ließ, selbst das Steuer in die Hand zu nehmen.

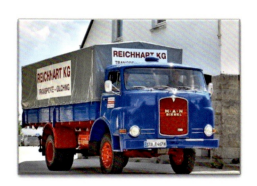

Für eine echte Überraschung sorgte die Geschäftsleitung anlässlich des 50Jährigen Firmenjubiläums im Jahr 2017. Als Highlight eines spektakulären Events präsentierte Alexander Reichhart in Erinnerung daran, wie alles begann, den allerersten pausbäckigen MAN 780 F aus dem Jahr 1965. Er wurde im Vorfeld von Grund auf restauriert und mit Originalteilen ausgestattet. Den Transport des Oldtimers von Oberhausen ins 650 Kilometer entfernte Gilching übernahm Horst Reichert gemeinsam mit seinem Sohn Harald. Aufsehen erregte außerdem der Transport des Rumpfs des 728er Jets aus dem Hause Fairchild-Dornier. „Es war Aufbruchstimmung", erzählt Michael Jackl. Noch waren Luftfahrtexperten wie auch die Region überzeut, durch den allseits hoch gelobten Nachfolger des 328er Jets den Fortbestand des Traditions-Unternehmens Dornier zu sichern. Man schrieb das Jahr 2002. Wie jedes andere Flugzeug auch, musste der neu kontruierte 728er zur IABG nach Ottobrunn, um sich dort dem Bruchzellentest zu unterziehen. „Für den Transport des Rumpfes wurde der Mittlere Ring komplett gesperrt. Dazu brauchten wir eine Nacht, in der relativ wenig Verkehr ist", erinnert sich Jackl. Eingeschalten war unter anderem das Kreisverwaltungsreferat in München, das die Genehmigung für die Nacht vom 29. auf 30. März 2002 erteilte. Es war Karfreitag auf Karsamstag. Diese Nacht ist laut Verkehrsexperten die ruhigste des Jahres. An der dafür geeigneten Route tüftelten Mitarbeiter von Reichhart sowie das Kreisreferat ein ganzes Jahr hin. Jackl: „Dann war es soweit. Punkt 22 Uhr starteten wir in Oberpfaffenhofen, um rechtzeitig vor dem Morgengrauen in Ottobrunn anzukommen. Einen Stop mussten wir in der Heckenstaller Unterführung einlegen und auf die Gegenfahrbahn ausweichen. Die war etwas breiter und der Tunnel selbst war auch etwas höher. Es ging um wenige Zentimeter." Als Verpflegung gab es für Crew Leberkäs-Semmeln, die irgendwo besorgt wurden. Jackl: „Ab der McGraw-Kaserne ging es reibungslos weiter. In Ottobrunn ohne großatige Pannen angekommen, wurde mit einer kräftigen Brotzeit gefeiert und unser umsichtiger Fahrer hoch gelobt."

Heute umfasst die Flugzeugflotte von Reichhart Logistik 250 „ziehende Einheiten". 2018 zeichnete die CSU-Mittelstands-Union die geschäftsführenden Gesellschafter Alexander Reichhart und Michael Jackl im Beisein von Landtagspräsidentin Ilse Aigner als Unternehmer des Jahres aus.

REICHHARTS ERSTER MITARBEITER

Einer der ersten Mitarbeiter von Firmengründer Horst Reichhart war Heinz Lenker. „Wir sind der gleiche Jahrgang, beide in Gilching geboren und kennen uns schon seit der Kinderheit", erzählt Lenker. Dennoch gingen sie beruflich erst einmal getrennte Wege. Während für Reichhart schon früh feststand, eine eigene Firma ins Leben zu rufen, als Basis lernte er Flugzeugelektriker bei Dornier, startete Lenker 1955 als 14Jähriger mit einer Schlosserlehre. „Der Chef dieser Münchner Schlosserei wollte mir von Anfang an die Schneid abkaufen. Er hat bei meiner Vorstellung gesagt, dass zehn Bewer-

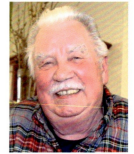

bungen vorliegen und er nur zwei Lehrlinge nehmen wird. Weshalb ich mich natürlich besonders angestrengt habe. Später hat sich herausgestellt, dass sich eh nur zwei An-wärter beworben hatten."

Die Freundschaft mit Horst Reichhart hielt an. Weshalb Lenker kurz nach der Firmen-gründung von Reichhart-Logistik am 1. Oktober 1970 als „Mädchen für alles" beim ehemalige Spielgefährten einstieg. „Er hat so lange in mich hineingeredet, bis ich mei-nen Job in München aufgegeben und bei ihm angefangen habe. Außerdem war der Weg zur Arbeit viel kürzer und das Gehalt viel höher." Offiziell war Heinz Lenker als Umzugs-berater eingestellt. „Ich habe aber alles gemacht, was angefallen ist. Egal, ob Umzüge oder Lkw-Aufbauten." Die Umzüge jedoch ließen ihn nicht mehr los. 1987 zog Lenker dann aufs Flughafengelände zur Firma Dornier, um dort unter Federführung der Firma Reichhart sämtliche Büro-Umzüge zu organisieren. „Es glaubt kein Mensch, wie oft da innerhalb der Firma umgezogen wurde. Wechselte ein Mitarbeiter das Büro, nahm er selbiges auch komplett mit. Oft waren ich mit bis zu sieben Leiharbeitern rundum be-schäftigt." 2003 wurde Lenker dann in den „wohl verdienten Ruhestand" verabschiedet. „Schön ist, dass ich nach wie vor jedes Jahr zu Weihnachtsfeier der Firma eingeladen werde", freut sich der 78Jährige..

Hungrige Ratten begleiten Reisende

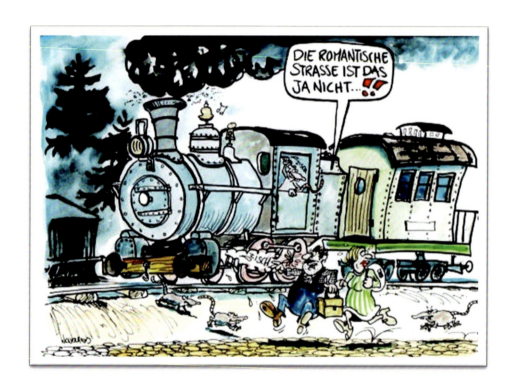

Die Gemeinde Gilching hat sich verändert. Der Boom unbegrenzten Zuzugs ist längst eingeleitet. Zu den derzeit 19000 Einwohnern sollen im Laufe der nächsten Jahre, unter anderem auf der so genannten „Gilchinger Glatze", die bebaut wird, weitere 1500 Menschen dazu kommen. Angefangen jedoch hat die industrielle wie auch städtische Entwicklung bereits im Jahre 1903 mit der Eröffnung der Eisenbahnbahnstrecke Pasing-

Herrsching. Dass mit der Erschließung der Bahn nicht immer positive Erinnerungen verbunden waren, ist unter anderem in den Aufzeichnungen des Chronisten Rudi Schicht nachzulesen. Ein Verdruss-Objekt durch Jahrzehnte hindurch sei beispielsweise das Bahnwegerl zwischen dem Bahnhof Gilching-Argelsried und der Unterführung zur Landsberger Straße gewesen. Nachdem es durch die Eisenbahn nur noch ein Katzensprung von München nach Gilching war, entdeckten die Städter das Land. Für findige Grundstücksbesitzer eine gute Gelegenheit, Geschäfte zu machen. Unter anderem nutzte Melchior Fanger, Zimmermeister von Gilching, das neue Landerlebnis und verkaufte zusammen mit anderen Waldbauern peu a peu den Forst zwischen der Landsberger Straße und dem Unterbrunner Holz. Käufer waren so genannte Wochenendausflügler.

Lebensmittel per Postkarte bestellt

Eine neue Siedlung war am Ortsrand von Gilching im Entstehen. Um aber versorgt zu sein, schickten die Städter anfangs der Woche eine Postkarte mit einer Aufzählung der benötigten Lebensmittel an den örtlichen Kramer, der zufällig auch Krammer hieß. Der Sohn der Kramerin, Hans Krammer (von 1956 bis 1972 Bürgermeister von Gilching), belieferte dann am Wochenende die Ausflügler. Um aber nach einer holprigen Bahnfahrt schnellstmöglich im Wochenend-Häuschen anzukommen, nahmen die „Neugilchinger" nicht den eigentlichen Weg über Römer- und Landsberger Straße, sondern stapften samt Kind und Kegel und viel Gepäck auf einem ausgetretenen Trampelpfad entlang des Bahngleises – dem heutigen Bahnwegerl - Richtung Waldkolonie.

Ein grausliger Weg entlang der Bahn

Ab 1938, nach dem Bau des Sonderflughafens Oberpfaffenhofen, kamen noch die Bewohner der neuen „Dornier-Siedlung" hinzu. Regnete es, stand den Bahnreisenden ein beschwerlicher Weg durch einen völlig verschlammten Pfad bevor. Es hagelte massive

Beschwerden. Deshalb wurde letztendlich in Zusammenarbeit mit den Grundstücksbesitzern ein mehr oder weniger befestigter Fußweg gebaut.

Erneut Ärger um den Bahnweg gab es nach Ende des Zweiten Weltkriegs. Gilching zählte täglich bis zu 1500 Auspendler. Der etwas bessere Trampelpfad, damals noch unbeleuchtet, hielt der Belastung nicht stand. In der Kiesgrube entlang des Weges aber, den Kies hatte man für den Bau des Bahndamms entnommen, siedelten sich riesige Rattenkolonien an. Ein besonders grusliges Spießrutenlaufen für diejenigen, die in dunkler Nacht oder aber in der Morgendämmerung vorbei an den ganz und gar nicht scheuen Nagern mussten.

Erst 1959 ging der Bahnweg in das Eigentum und damit auch in die Verantwortung der Gemeinde über. Inzwischen ist die gute alte Eisenbahn einer modernen S-Bahn gewichen und eine zweite Haltestelle, „Neugilching", ist hinzugekommen. Der mittlerweile asphaltierte Trampelpfad mit Beleuchtung aber erinnert schon lange nicht mehr an den früheren Zustand. Und dort, wo in der Kiesgrube einst die Ratten ihr Unwesen trieben, ist heute eine 15 Hektar große landwirtschaftliche Fläche, die so genannte „Gilchinger Glatze". Zwar sollen sich anstatt der Ratten inzwischen muntere Feldmäuse die Zeit vertreiben. Ihre natürliche Nahrung aber wird heute durch Wohlstandsmüll wie Reste von Pizzen und halb verspeisten Hamburgern ergänzt.

Auch mit 92 Jahren den Spaß am Leben nicht verloren

Wer in Gilching Richtung Steinberg wandert, trifft gelegentlich auf Luise Mühlbauer und ihren Vierbeiner Jeanny. Die heute 92-Jährige war früher Lehrerin der vierten Klasse Volksschule. Über ihre ehemaligen Schüler und den Beruf als Lehrerin sagt sie nur Positives. „Für mich war es mein Traumberuf."

Dass Luise Mühlbauer bereits die 90 überschritten hat, schwer zu glauben. Wäre da nicht die verkorkste Nachsorge nach einer Hüftoperation vor gut zehn Jahren, sie würde

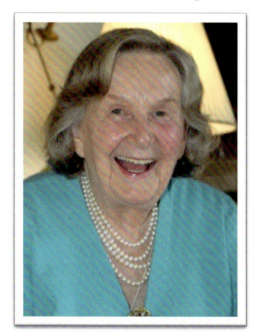

mit Sicherheit noch den einen oder anderen Gipfel erklimmen. Stattdessen ist sie auf Gehhilfe und Rollator angewiesen. Für die ehemalige Lehrerin kein Grund, sich gehen zu lassen, auf die täglichen Spaziergänge mit Jeanny zu verzichten oder gar ihren Humor zu verlieren. Es vergeht auch kein Tag ohne Besuch. Familie, Freunde oder ehemalige Studienkollegen sind gern gesehene Gäste.

Geboren wurde Luise Mühlbauer im April 1927 in Heilbronn. Doch schon als Kind kam sie in den Ferien regelmäßig nach Gilching, um ihre Großeltern in der idyllisch gelegenen Rosenburg zu besuchen. 1948 zog sie dort ein, studierte auf Lehramt und bewarb sich um eine Stelle als Volksschullehrerin. „Weil ich evangelisch war, in Gilching aber nur katholische Lehrer angestellt wurden, musste ich mit meiner einjährigen Tochter nach Nürnberg gehen", erinnert sich Mühlbauer. Anno 1968 jedoch gab es eine Eltern-Abstimmung in Gilching, heute würde man Bürgerentscheid dazu sagen, die zugunsten einer Gemeinschaftsschule ausging. „Der Schicht Rudi hat mich sofort in Nürnberg angerufen und gesagt, so jetzt kannst kommen." Unter ihm als Leiter der Volksschule übernahm sie für ein Jahr die vierte Klasse an der Schulstraße – heute Montessori-Kindergarten - und wechselte später in die Rathausschule und letztendlich für ein Jahr in die Arnoldus-Grundschule über.

In Gilching lernte sie auch ihren zweiten Ehemann kennen, vielmehr wurde sie durch den damaligen Bürgermeister Hans Krammer mit Starnbergs ehemaligen Kreisbaumeister Oskar Mühlbauer verkuppelt. 26 Jahre waren sie verheiratet, seit 25 Jahren ist sie Witwe. Langeweile jedoch ist für Luise Mühlbauer ein Fremdwort. Mit Freunden hat sie sämtliche Berge Bayerns und Südtirols durchwandert, hat sich an der Uni für ein Senioren-Studium, unter anderem für die Fächer Kunstgeschichte, Astrophysik, Medizin, Philosophie und Ägyptologie eingeschrieben, ist viel gereist und hat bis heute nicht aufgehört, dazuzulernen. Dies sei mit ein wichtiger Grund, bis ins hohe Alter geistig fit zu bleiben, ist sie überzeugt. Und was sagt sie heute über ihre ehemaligen Schüler? „Sie waren alle sehr brav. Ich kam ohne Schimpfen gut zurecht und half ihnen auch, wenn sie nicht mehr weiter wussten." Mit ihrer Lehrerin waren auch ihre Schützlinge rundum zufrieden. „Sie war eine super und auch a ganz a liabe Lehrerin", sagt Hans Hartl. Geschätzt wurde sie auch deshalb, weil es nie Strafaufgaben gegeben hat, vielmehr habe sie jedem weiter geholfen, wenn es ein Problem gab. Hartl: „Ich treff' sie ja immer wieder beim Spazierengehen und bleib' gerne auf einen Ratsch stehen. Bewundernswert, wie sagenhaft fit sie noch ist."

Rudi Schicht - ein Urgestein mit Durchsetzungskraft

Es gibt in der Gemeinde Gilching fast nichts, was nicht irgendwie die Handschrift von Rudi Schicht (1920 bis 2012) trägt. Unter anderem gehören dazu diverse Volksschulen, die Volkshochschule, das Blasorchester Gilching und der Männergesangverein. Von 1949 bis 1982 war er außerdem Dirigent des Männgergesangvereins Gilching und von

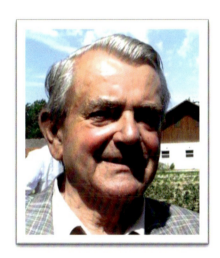

1966 bis 1994 Mitglied im Präsidium des Bayerischen Sängerbundes. Politisch engagierte sich der gebürtige Sudetendeutsche zeitlebens für die SPD. „Er ist ein Mann der ersten Stunde. Schicht beeinflusste über Jahrzehnte hinweg die Geschicke des Landkreises", sagte der ehemalige SPD-Kreisvorsitzende Tim Weidner anlässlich der Verleihung der Georg-von-Vollmar-Medaille, die höchste Auszeichnung innerhalb der SPD.

1946 war Schicht 26Jährig aus der amerikanischen Gefangenschaft nach Hechendorf an den Pilsensee gekommen. Kaum die wenigen Klamotten ausgepackt, trat er der SPD bei und wurde auch gleich in den Flüchtlingsausschuss des Landkreises Starnberg gewählt. „Und dann ging's auch schon los mit der Politik", sagte Schicht einmal. Um nicht nur zu politisieren, sondern auch den Magen voll zu bekommen, schlug er sich vorerst als Hilfsarbeiter in der Landwirtschaft durch. „Als ich dann eine Stelle als Lehrer angeboten bekam, entschied ich mich für Gilching. Der Ort zwar arm und vieles war noch verbesserungswürdig. Das war aber für mich eher eine Herausforderung, es zu richten." Und Schicht packte an. Von 1948 bis 1992 saß er sowohl im Gemeinderat in Gilching als auch im Starnberger Kreistag. Von 1962 bis 1980 hatte er die Ämter des stellvertretenden Landrats und des dritten Bürgermeisters inne. Für seine vielen Verdienste wurde Schicht 1978 das Bundesverdienstkreuz und zudem die Ehrenbürgerwürde (1993) der Gemeinde Gilching verliehen.

Eine Herzensangelegenheit war Schicht stets die Sorge um eine gute Schulbildung sowie die Erforschung der Heimatgeschichte. Als Archivar der Gemeinde veröffentlichte er unter Mitwirkung von Hans Lampl aus Geisenbrunn unter anderem fünf aufwendige Orts-Chroniken. Auf dem Foto stellen Schicht (links) und Lampl im Jahr 2004 das fünfte Heimatbuch vor.

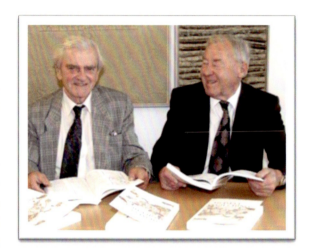

Rudi Schicht starb am 28. April 2012 im Alter von 91 Jahren. Sein Grab kann am Friedhof bei St. Vitus besucht werden. In Gedenken an Gilchings ersten Kümmerer um den Erhalt historischer Ereignisse werden die Ausstellungen im archäologischen Museum im historischen Wersonhaus auch „SchichtWerk" genannt.

Gilchings erste Verkehrsampel

Um das Jahr 1964 herum begann auch in Gilching das so genannte Wirtschaftswunder. Für die dörfliche Gemeinde wirkte sich das insofern aus, als dass der Verkehr zunahm. Insbesondere die Kreuzung Römer-/Rathausstraße entwickelte sich aus Sicht der Bürger zum Verkehrsschwerpunkt. „Ein untragbarer Zustand", schimpfte Rudi Schicht, seinerzeit Schulleiter von zwei Schulen, SPD-Gemeinderat und stellvertretender Landrat. Immerhin zählte Schicht rund 150 Schulkinder und Radfahrer, die täglich frühmorgens die Kreuzung querten. Nachmittags steigerte sich diese Zahl auf 300. Im Gemeinderat wurde deshalb der Bau einer Verkehrsampel beschlossen. Ampeln in einer Stadt waren bereits an der Tagesordnung. Nicht jedoch auf dem Dorfe. Weshalb das Landratsamt Starnberg als übergeordnete Behörde ein Wörtchen mitzureden hatte. Musste

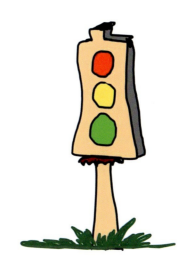

sie doch einen erheblichen Zuschuss zu den Baukosten geben. Damals kümmerte sich der Landrat auch noch um kleinere Bauvorhaben. Und weil Dr. Max Irlinger ein äußerst sparsamer Mensch gewesen war, wollte er sich vorher überzeugen, ob das Verkehrsaufkommen im Verhältnis zu den Baukosten steht. Gesagt, getan, Irlinger machte einen internen Termin mit seiner Sekretärin aus, teilte diesen aber leichtsinnigerweise auch seinem Stellvertreter Schicht mit. Und zeigte sich einmal mehr Schichts Bauernschläue. Er scherte sich keineswegs um die Geheimhaltung, sondern holte stattdessen Bürgermeister Hans Krammer mit ins Boot. Beide organisierten in Windeseile für eben jenen Besichtigungstermin ein Verkehrsaufkommen, das dem Stachus in München alle Ehre gemacht hätte. So viele Autos, wie nun an jenem Mittwoch im Jahr 1964 zwischen 13 und 16 Uhr Uhr die strittige Kreuzung querten, gab es im ganzen Landkreis nicht. Der Trick war, dass die Fahrzeuglenker ihr Aussehen und sogar die Fahrzeuge wechselten. Mal saß da einer mit Hut, mal ohne, mal mit kariertem Hemd im blauen Opel, mal mit einer grünen Joppe auf dem Traktor. Außerdem hatte Schicht seine Lehrer angewiesen, die Kinder allesamt unter dem Vorwand einer Lehrerkonferenz gegen 15.30 Uhr anstatt um 17 Uhr nach Hause zu schicken. Das Verkehrschaos war perfekt. Schicht aber und sein Bürgermeister versicherten dem überraschten Landrat, dass dies alltäglich so sei. Ohne große Diskussion erteilte Dr. Max Irlinger die Genehmigung zur Bezuschussung für Gilchings erste Verkehrsampel.

Über die Art, Weisswürschte zu essen

Im wahrsten Sinne des Wortes um die Wurst, genauer gesagt um die Weißwurst, ging es bei einem Projekt, für das die „VideoAktiv"-Filmgruppe des Gilchinger Christoph-Probst-Gymnasiums vor zehn Jahren beim heimischen Publikum viel Lob bekam. Dass der Kurzfilm „Weißwurscht – weiß wurscht ist, wie man's isst" auch bayernweit Auszeichnungen und Preise einheimste, ist weniger bekannt. Auf den großen Ruhm jedoch musste das Film-Team unter Federführung des Mathe- und Physiklehrers Friedrich Ulrich (Foto mit Bild des Film-Teams) verzichten: „Wir hatten schlichtweg vergessen, die Menschen im Film zu fragen, ob sie mit einer Veröffentlichung einverstanden sind. Deshalb ist er trotz des großen Erfolges anschließend wieder in der Schublade verschwunden." Samstagvormittag anno 2007 im Münchner Hofbräuhaus.

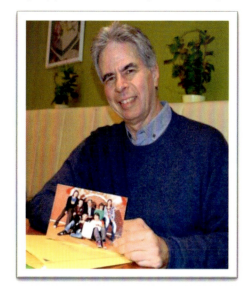

Die Aufgabe lautete, wildfremde Leute anzusprechen, und sie zu fragen, ob sie sich beim Weißwurstessen filmen lassen. „Die Schüler waren derart begeistert von unserem Projekt und gingen deshalb auch mit viel Charme, aber auch mit viel Taktgefühl an die Gäste heran. Sie bekamen lediglich einen einzigen Korb. Dabei führten sie das Objektiv der Kamera oft bis in die Mundhöhle ihrer Opfer." Umfragen zum Thema Weißwurst fanden zudem in der Fußgängerzone statt, wo Einheimische wie auch Urlauber aus fernen Ländern Auskunft gaben, wie sie sich so ein Weißwurstfrühstück vorstellten. Um die Doku perfekt zu machen, ging das Filmteam außerdem um fünf Uhr morgens in Schmitts Wurststadl, um das Herstellen der Münchner Traditionswurst für die Nachwelt festzuhalten. Herausgekommen ist ein kleines filmisches Meisterwerk, das aufzeigt, wie unterschiedlich eine Weißwurst verspeist werden kann. Sie wird gezuzelt, mit Messer und Gabel zerkleinert, mit Senf oder Ketchup garniert oder aber auch als Hot Dog in einer Semmel verspeist. 2008 wurde der Film unter großem Beifall und viel Szenen-Applaus in der Schule uraufgeführt.

Etliche Preise eingeheimst

Das wäre es eigentlich gewesen, hätten sich da nicht diverse Organisationen gemeldet, die von dem Film hörten und ihn auf ihren Festivals zeigen wollten. „Die Weißwurst wurde zum Renner und so haben wir dann doch einige Preise eingeheimst", freut sich Ulrich. Unter anderem bei den 31. Filmtagen „Flimmern und Rauschen" in Oberstdorf, bei den Schulfilmtagen in Marktheidenfeld, beim Dießener Kurzfilmfestival und zuletzt gab es im Jahr 2010 auch noch den Kulturförderpreis des Landkreises Starnberg. „In Oberstdorf war das Bayerische Fernsehen mit dabei und wollte unseren Film auch zeigen. Als die Redakteure erfuhren, dass wir die Protagonisten nicht um ein schriftliches Einverständnis gebeten hatten, lehnten sie die Veröffentlichung leider ab", räumt Ulrich ein.

Mittlerweile frönt der 66Jährige Pensionär seinen vielfältigen Hobbies wie Reisen, Filmen, Kochen und das Erforschen wissenschaftlicher Themen. Das damalige Film-Team aus Steffi Wolff, Alex Barthel, Christoph Heimerl, Felix Matuscheck, Antonia Diederichs und Florian Riedl hat sich in alle Himmelsrichtungen zerstreut. „Ich erinnere mich aber sehr gerne an diese Schüler, die einfach nur spitze waren und sehr konzentriert an dem Weißwurst-Projekt mitgearbeitet haben. Dies lag auch mit daran, dass sie alle bei den Bewegungskünstlern von Karin Ganslmeier mit dabei waren und dort gelernt haben, aufeinander einzugehen und Rücksicht zu nehmen. Das hat sich auch beim Filmprojekt positiv ausgewirkt."

Flintenschuß und steinharte Semmelknödel

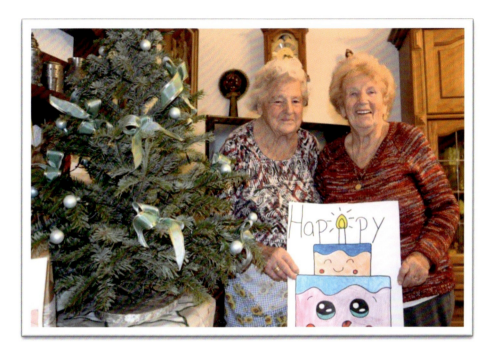

Katharina Blaschi (links) feierte mit Schwester Anneliese ihren 90sten Geburtstag

Katharina Blaschi gehört in Gilching, wie auch Schwester Emmi Brand, zu den Originalen, die über Jahrzehnte im Service des Oberen Wirts im Altdorf den Ton angaben. Während die Emmi jedoch auf ein Privatleben verzichtete, war Katharina verheiratet und schenkte zudem drei Kindern das Leben. Wovon zwei viel zu früh gestorben sind, sagt die heute 90Jährige. Sie wohnt heute in ihrem Heimatdorf mit Sohn Emanuel und dessen Familie in einem so genannten Vier-Generationenhaus.

Als Katharina Blaschi am 19. Dezember 1928 geboren wurde, war es gerade einmal drei Monate her, dass der Gasthof „Zum Oberen Wirt" nach einer verheerenden Feuersbrunst wieder eröffnet wurde. Und wie für die Emmi, wurde das Traditionsgasthaus auch für Kathi zur zweiten Heimat. „Mi hams gruafa, bois mi braucht ham und überoi dort eigsetzt, wo grod oana gfäit hot", erzählt Katharina Blaschi. Entweder sie stand hinter dem Herd, kümmerte sich um den Service, tat Telefondienst, spülte stapelweise Geschirr oder putzte jeweils montags die Räumlichkeiten. Die Stammgäste liebten s'Kathl. „Sie hat jedem und immer geholfen, wenn Not am Mann war", erzählt der Schorsch. Und von einer unglaublichen Geduld sei sie gewesen. Nur einmal, ein einziges Mal sei der Kathl der Gaul durchgegangen. Als Jugendliche hatte sie dem späteren Bürgermeister Heinrich Will schlichtweg sein Spielzeug-Gewehr um die Ohren gehauen. Und das kam so. Will, der Nachbarsjunge, hatte vom Christkind eine Spielzeug-Flinte mit einem an einem Bindfaden befestigten Stopsel bekommen. Kathi war gerade einmal um die 15 Jahre alt. Heinrich Will etwas älter. Stolz sei er auf das Geschenk gewesen, das er nun der hübschen Nachbarin vorführen wollte. Doch bei der Vorführung ist der Bindfaden gerissen, so dass der Stopsel direkt in Kathis rechtem Auge landete und wochenlang für ein blaues Veilchen sorgte. Schlagfertig im wahrsten Sinn des Wortes riss Kathi dem Will das Gewehr aus der Hand und schlug es ihm um die Ohren. Seither wurde die Kathi scherzhaft als Wills „erstbeste Freundin" gehandelt.

Spektakulär auch die Semmelknödel-Geschichte. Außer der Emmi und der Kathi gibt es noch eine Schwester in Amerika. Anneliese Durkes wanderte vor 50 Jahren der Liebe wegen aus, kommt aber regelmäßig zu Besuch nach Gilching. Tradition war, dass sie bei der Rückreise einen Schwung gefrorener Semmelknödel mitnimmt, das Kathi vorgeblich die weltweit besten Semmelknödel macht. Sie formte als einen Schwung derselben, fror sie ein und packte sie für die Heimreise von Annelies in eine Kühltasche. Die heute 88Jährige jedoch wäre damals deswegen fast hinter Gittern gelandet. Bei der Ankunft in Amerika nämlich hielten die Zöllner die gefrorenen Knödel für Kanonenkugeln und drohten mit der Beschlagnahme der Fracht, zudem mit einem unbestimmten Aufenthalt hinter Gittern. Wie genau sich Anneliese aus der prekären Situation befreite, ist bis heute ungeklärt. Stammtischler vermuteten, sie habe sich von den Zöllnern einen Topf heißes Wasser geben lassen und die Knödel als bayrische Spezialität präsentiert. Selbst

Kathi weiß nicht genau, was den Ausschlag gab, dass die Schwester ungeschoren davonkam. Nur so viel: „Seit diesem Tag kocht meine Schwester ihre Semmelknödel selbst und anscheinend schmecken die den Amis genauso gut, wie meine."

Ihren 90sten Geburtstag feierte Katharina Blaschi mit Schwester Anneliese, deren Familie und 62 Gästen, standesgemäß im Oberen Wirt. Fad wird ihr nie. Steht sie mal nicht hinterm heimischen Herd, um selbst für 16 Personen Schnitzel mit Beilagen zuzubereiten, kümmert sich die 90Jährige um Menschen, die Hilfe benötigen.

Nach dem letzten Gast friedlich eingeschlafen

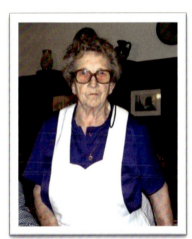

„Des gibt's doch net. Gestern ham mia no mitnand gredt und gredt… und jetzt soi des vorbei sei?", sagte Otto Wildmoser, langjähriger Stammgast beim Oberen Wirt in Gilching. Die Rede war von Emilie Brand, die am 22. Januar 2001 nach einem arbeitsreichen Tag von Sonntag auf Montag im Alter von 79 Jahren in ihrer Wohnung für immer friedlich eingeschlafen ist. Die Kartenspieler waren damals die letzten, denen sie gegen 22 Uhr ein so genanntes „Nachhause-Bier" einschenkte. Wildmoser erinnert sich: „Dann hods zammputzt, zuagsperrt und ist zum Steam hoamganga." Ein Tod, den sich die Emmi zeitlebens so gewünscht hatte. Arbeiten, zammrama, hoamgeh und sterbn.

An Originalität war Kathis Schwester Emmi nicht zu überbieten. Wer von ihr gemocht wurde, genoss eine bevorzugte Behandlung. Wer ihr nicht genehm war, musste auch mal länger auf sein Essen warten. Bestellte ein Gast, schlimmstenfalls noch preußischer Abstammung und unwissend der emmischen Gepflogenheiten, leichtsinnigerweise „ein kleines Bier", hatte er es schon verschissen. „Do wartst jetzt, bist' an gscheidn Durst host, und dann bschtäisd da a Hoibe."

Unvergessen auch Emmis Auftritte während der Gastspiele der Bauernbühne des Männergesangvereins. War es Zufall oder von der Emmi geschickt so eingefädelt? Jedenfalls schaffte sie es immer wieder, während einer spannenden Liebesszene, in den Saal zu stürmen und mit einem dampfenden Teller in der Hand zu lauthalt zu schreien: „Schweinsbratn mit Knödln. Wer hod an Schweinsbratn mit Knödln bschtäid?" Die Liebesszene wurde so lange eingefroren, bis Emmi serviert und den Theatersaal wieder verlassen hatte.

„Die Emmi war ein Original, wie es der Heimatschreiber Georg Queri nicht uriger hätte erfinden können", sagte Roland von Rebay (1926 bis 2014) nach ihrem Tode. „Zu meiner aktiven Eishockeyzeit haben die Männer jeden Alters für sie geschwärmt." Der Weßlinger Architekt kannte die Emmi noch aus ihrer Zeit als Servicekraft im „Gasthof zur Post" in Weßling. 20 Jahre hat sie dort Dienst getan. Als die Post 1962 abbrannte, wechselte Emmi zum Oberen Wirt nach Gilching.

Emmis Leitspruch, den sie nach jedem Leichenschmaus im Oberen Wirt von sich gab: „Schod is, aba weida geh muaß trotzdem."

Gerstensaft ergießt sich über Gilchings Räte

Erna Söhnel ist das, was man die gute Seele eines Hauses, in diesem Falle aber der Gilchinger Gemeindeverwaltung, nennt. Fast vier Jahrzehnte lang war die heute 88Jährige Hausmeisterin im alten Rathaus. Das Besondere: fanden Sitzungen statt, übernahm sie den Service. Früher nämlich war es üblich, sich während einer Sitzung eine Zigarre anzustecken oder aber auch ein Bierchen zu trinken. Und viele der Räte nutzten es aus, dass im Rathaus das Bier einfach günstiger war, als in der Wirtschaft.

„Ja, früher war alles viel gemütlicher", stellt Erna Söhnel fest. Das Leben sei nicht einfacher gewesen, nein, „es ist halt menschlicher zugegangen", weiß sie. „Auch bei uns im Rathaus. Mei, da war noch was los", erinnert sich die gebürtige Gilchingerin. Gab es ein internes Fest, Fasching, Geburtstage oder sonstige Jubiläen, dann wurde kein Catering-Service gerufen. „Meist hat der Rehm vom Bauamt gekocht und die Brigitte und ich haben den Kartoffelsalat zubereitet. Eine Riesenschüssel, damit auch alle satt

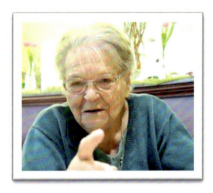

wurden." Gefeiert wurde im Keller des alten Rathauses, und dies oft bis in die frühen Morgenstunden.

Eigentlich wollte Erna Söhnel Schneiderin werden. „Das Talent hätte ich gehabt. Aber die Eltern wollten, dass ich Bedienung werde." Im Gasthof zur Post in Weßling machte sie ihre Ausbildung. „Gesetzliche Auflage war, dass ich um 22 Uhr auf mein Zimmer gehen musste. Das wurde streng gehandhabt. Außer, es waren die Kartler da. Dann ging die Chefin heim und ich musste so lange bleiben, bis der letzte Gast gegangen war."

Bevor sie ins Rathaus nach Gilching überwechselte, war die engagierte Servicekraft bei den Amis am Flughafen Oberpfaffenhofen im Dienst. „Die haben eine Bedienung für das Casino gesucht. Wir waren drei Bewerberinnen. Voraussetzung aber war, dass wir vor

Antritt einen Englischkurs besuchen. Die anderen zwei haben sofort die Segel gestrichen. Ich lernte Englisch und bekam den Job." Ins Rathaus zog die junge Familie, weil das Haus, in dem sie wohnten, abgerissen wurde und deshalb eine neue Bleibe gesucht wurde. Heinrich Will, gerade zum Bürgermeister gewählt, bot dem Ehepaar Söhnel und den zwei Söhnen an, in den ersten Stock vom Rathaus zu ziehen, gleichzeitig aber den Hausmeisterservice zu übernehmen.

Insgesamt hat Erna Söhnel unter vier Bürgermeistern gedient. Auf Will folgten Hans Ostermair, Thomas Reich und Manfred Walter. „Der Will wollte zur Sitzung immer ein richtiges Haferl Kaffee. Der Rest der Räte bestellte Spezi, Weißbier, Zigaretten, Zigarren oder a Maß Helles." Ja, und da sei ihr beim Servieren etwas sehr Peinliches passiert, räumt sie ein. Hätte es damals schon Handys und Facebook gegeben, der Clip wäre millionenfach angeklickt worden. „Ich ging also mit dem vollen Tablett, auf dem vier Gläser Bier und ein Glas Spezi standen, in den Sitzungssaal. Und wie ich das erste Bier dem Krammer Hans hinstellen wollte, kippt doch glatt das Tablett samt Gläser nach vorne. Da Krammer und der Forner Erich bekamen die ganze Soße ins Kreuz geschüttet. Nur den Spezi konnte ich retten." Was anschließend geschah, erzählt Gottfried Krischke, damals Geschäftsstellenleiter der Gemeinde und Chef von Söhnel. „Die Erna rannte raus und weigerte sich vehement, den Sitzungssaal noch einmal zu betreten. Die Sauerei am Boden aber hat damals die CSU-Gemeinderätin Adelheid Dörmer aufgewischt. Nur durch gutes Zureden brachte ich die Erna dann doch noch dazu, weiterhin den Service im Sitzungssaal zu übernehmen."

Mit dem Hausmeisterservice war es vorbei, als die Verwaltung ins neue Rathaus an die Pollinger Straße umzog und das alte Rathaus abgerissen wurde. Heute lebt Erna Söhnel zwar im Betreuten Wohnen, doch die sozialen Kontakte sind geblieben. „Wenn die Rathausverwaltung mittags zum Essen geht, was meistens am langen Donnerstag der Fall ist, rufens an, und nehmen mich mit", freut sich die Rentnerin. Außerdem koche sie täglich für ihren Sohn, der sich freut, wenn er Mittag etwas Gescheites zu Essen bekommt. „Mia gfoids so, wias is und i bin froh, dass i so oid worn bin."

Weil's eh wurscht is

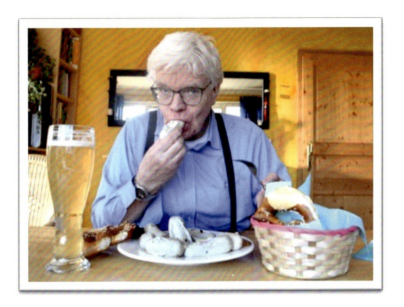

Es gibt Erlebnisse im Leben, die könnten nicht besser erfunden werden. An so ein Ereignis erinnert sich Oliver Kübrich, jedoch mit gemischten Gefühlen. „Ja, wir hatten Besuch aus Australien", erzählt der 65Jährige IT-Fachmann. Uns kam die Tochter einer Freundin und deren spätere Ehemann besuchen." Kübrich wollte ein besonders und aufmerksamer Gastgeber sein und außerdem den Australiern eine bayerische Spezialität servieren. Was einerseits gelang, andererseits aber gehörig in den Wassertopf ging. Der gebürtige Gilchinger und Leiter des Rossstall-Theaters in Germering nämlich musste feststellen, dass es Dinge zwischen Himmel und Erde gibt, die sich nicht steuern lassen. „Ich besorgte extra bei einem befreundeten Metzger erstgebrühte Weißwürste. Während unsere Gäste am großen Tisch im Wohnzimmer Platz nahmen, legte ich die Würstl ins kochende Wasser und ging schnell in den Keller, um's Weißbier zu holen. Leider hatte ich vergessen, die Herdplatte abzudrehen." Wer schon einmal Münchner Weißwürste zubereitet hat, weiß, dass diese ein längeres Bad im kochenden Wasser nicht verzeihen.

Sie platzen und verändern ihr Aussehen bis zur Unkenntlichkeit. Der besorgte Gastgeber stand nun mit den Weißbierflaschen unterm Arm in der Küche vor einem Riesentopf mit acht Stück Würstln, die mittlerweile ihr komplettes Innenleben nach außen gekehrt hatten. Kübrich überlegte kurz, war aber überzeugt, dass die Australier nie zuvor in ihrem Leben je eine Weißwurst gesehen geschweige denn gegessen hatten. Er servierte die aufgeplatzten Würstl, ohne eine Miene zu verziehen. "Ich tat einfach so, als gehörten sie so. Bis auf meine Frau Uschi, der ich im letzten Moment noch einen warnenden Blick zuwerfen konnte, merkte niemand etwas. Ganz im Gegenteil, unsere Gäste lobten diese Spezialität und bestätigten in einem Brief, dass es ihnen bei uns sehr gut gefallen habe und dass sie auch die weißen Würste genossen haben. Außerdem lag eine Gegeneinladung bei." Für Oliver Kübrich eine gute Gelegenheit, einmal im Leben nach Australien zu kommen. Ehefrau Uschi blieb wegen Flugangst zu Hause.

Am Flughafen im australischen Birdsville angekommen, wurde der Gilchinger von seinen Gastgebern mit einer Bayernfahne und einem mehr oder weniger geglückten Jodler freudig begrüßt. Rosalie kündigte zudem eine Überraschung an. Im Haus der australischen Freunde angekommen, durfte der bayerische Gast erst einmal eine ausführliche Dusche und zudem eine Mütze Schlaf nehmen. Zum Frühstück aber servierten ihm Rosalie und Jay, mittlerweile verheiratet, Münchner Weißwürste, (so stand es zumindest auf der Dose), rundum aufgeplatzt und aufgequollen. Dazu gab es scharfen Senf. „Wir haben deine bayerische Spezialität über einen Versand bekommen. Leider gab es keinen süßen Senf hier in Birdsville", entschuldigte sich Rosalie. „Ich hoffe, ich habe dein Lieblingsgericht richtig gekocht." Kübrich enthielt sich eines ehrlichen Kommentars, verspeiste die Würstl ohne eine Miene zu verziehen und versicherte stattdessen: „Im Leben nicht habe ich solch' gute Weißwürste gegessen." Der Gilchinger ist überzeugt, dass in Birdsville auch heute noch die weißen Würste "ala Guiching" gekocht werden. Im Übrigen überlegt er ernsthaft, seine Erfahrungen mit den aufgeplatzten Weißwürsten als Theaterstück auf die Bühne zu bringen. „Irgendwann setz' ich mich hin und schreib' darüber ein Stück. Versprochen."

Einst war der Gottesacker rund um St. Vitus angelegt

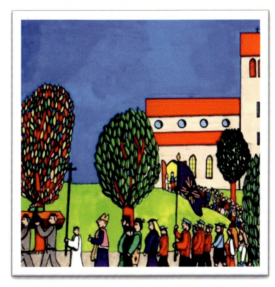

Einer der schönst gelegenen Friedhöfe innerhalb des Landkreises Starnberg befindet sich zweifellos auf dem so genannten Ölberg, oberhalb des Altdorfes von Gilching. Die wenigsten Menschen aber wissen, dass der Gottesacker ursprünglich um die Kirche St. Vitus herum angelegt war. 1961 wurde er aufgelassen. Die Gebeine seinerzeit in einem Sammelgrab aufbewahrt.

Seit dem Bau der St. Vitus-Kirche um 1300 herum wurde der Platz hinter der Kirche genutzt, die Verstorbenen in Würde zu beerdigen. Als Gilching noch ein richtiges Dorf war mit gerade einmal ein paar hundert Einwohnern, gab es keinen Mangel an geeigneter Fläche. Man konnte es sich leisten, die damals üblichen Familiengräber räumlich so großzügig zu gestalten, dass auch nachfolgenden Generationen darin zur letzten Ruhe gebettet werden konnten. Wechselte die Grabstelle den Besitzer und wurde sie neu belegt, fanden die Schädel der Verstorbenen in der Sakristei Platz. Bei der Kirchenrenovierung im Jahr 1961 entdeckten laut Rudi Schicht die Sanierer unter dem Boden der Sakristei eine große Zahl von Totenschädeln, die dort weiterhin aufbewahrt werden.

Irgendwann jedoch war der Gottesacker an seine räumlichen Grenzen gekommen. Zumal die Einwohnerzahl des einstigen Dorfes seit Eröffnung der Eisenbahn-Linie München-Herrsching kontinuierlich anstieg. Eine Erweiterung des alten Friedhofes kam nicht in Frage, da er einerseits von neuen Straßen, andererseits von einem Bauernhof umgeben war. 1928 beschlossen die damaligen Ratsherren den Bau eines neuen gemeindlichen Friedhofes mit Leichenschauhaus auf dem Berg oberhalb der Kirche. Einweihung war 1930. In den „Heimat-Klängen aus dem Vierseengebiet" war seinerzeit zu lesen: „Der Gemeinderat hat sich durch die Errichtung dieses Friedhofes selbst ein Denkmal gesetzt. Idyllisch passt sich der schmucke Bau der Landschaft an und wird dadurch zur Zierde der Ortschaft." Laut Empfehlung der Verantwortlichen wurde den Nutzern der Grabstätten mit auf den Weg gegeben: „Haltet den Friedhof rein von Kitsch und Süßlichkeit. Setzt keine bombastischen Grabsteine aus fremdem, poliertem Gestein, keine Porzellan-Engel, keine Fotografien, keine Glaskränze…". Die letzte Beerdigung im alten, kirchlichen Friedhof fand am 26. Mai 1943 statt. Bereits 1955 wurden große Risse an der Friedhofsmauer festgestellt. Experten fanden heraus, dass der Berg auf das Ziegel- und Feldsteinmauerwerk drückte und nicht mehr lange standhalten wird. Die Auflassung beschloss der Gemeinderat unter der Auflage, dass „die voraussichtlich noch zu Tage kommenden Gebeine in einem würdigen Sammelgrab vor der Kirche beizusetzen sind und dass dort zur Erinnerung an die Verstorbenen ein Kreuz aufzustellen ist".

Ein fehlgeleiteter Leichnam

Eine Geschichte, die durchaus makaber klingt, sich jedoch genauso abgespielt hat. Erzählt hatte sie Hans Ostermair, einst Bürgermeister von Gilching.

Eines Samstagnachmittag habe ihn Gemeinderat Helmut Fuchs angerufen und ihm völlig aufgeregt berichtet, dass im Leichenschauhaus „a Leich'" im Rollstuhl sitzt und zum Fenster raus schaut. Da Fuchs nicht gerade als Spaßmacher bekannt war, insbesondere in so einem Falle nicht, setzte Ostermair alle Hebel in Bewegung, um der Sache auf den Grund zu gehen. Naachdem er sich persönlich am Leichenschauhaus eingefunden hatte, konnte er nur verzweifelt feststellen: „Recht hat er ghabt, der Fuchs."

Bei der Leiche handelte es sich um einen älteren, spärlich bekleideten Mann, der leicht zusammen gesunken im Rollstuhl saß. Ein peinlicher Vorfall. Denn Samstagnachmittag ist der Friedhof gut besucht. Nicht auszudenken, wenn einer der Besucher einen Blick ins Leichenschauhaus getan hätte, war sich Ostermair bewußt. „Der Schlag hätt' ihn getroffen." Als Bürgermeister hatte er die Befugnis, den Schlüssel zum Leichenschauhaus zu besorgen, was er auch in Windeseile tat. Kaum aufgesperrt stürmte er ins Innere und zog erst einmal die Vorhänge zu. Problem war jetzt, dass am Wochenende weder der für den Gilchinger Friedhof zuständige Bestatter, aber auch sonst kein Beerdigungsinstitut erreichbar war. „Mir blieb nix anderes übrig, als bis Montag zu warten, die Institute durchzurufen und zu fragen, wo eine Leiche vermisst wird." Das verantwortliche Bestattungsinstitut wurde gefunden. Es war kein hiesiges. Völlig aufgelöst räumte der Unternehmer ein, nicht gewußt zu haben, wo der ältere Herr verblieben war. Peinlich sei es ihm gewesen, erzählte Ostermair. „Narrisch peinlich." Fakt war, dass der Bestatter und seine Angestellten am Freitagabend ein feuchtfröhliches Betriebsfest in München feierten. Gegen Mitternacht sei ein Todesfall gemeldet worden. Die Leiche sollte schnellstmöglich nach Tuntenhausen gefahren werden, weil dort bereits am Samstag die Beerdiung vorgesehen war. Die Trauergäste warteten umsonst. Die Fahrer aber gaben zu, mehr getrunken zu haben, als sie vorgaben. Beim Rausfahren aus München habe es eine Umleitung gegeben und irgendwann stand auf der Autobahn das Hinweisschild „Abfahrt Gilching". Weil die beiden Pechvögel aber Gilching gut kannten und auch den Schlüssel zum Leichenschauhaus hatten, lieferten sie die Fracht kurzerhand dort ab. Da weder ein Sarg noch sonst etwas hergerichtet war, blieb den zwei Männern nix anderes, als die Leiche in den Rollstuhl zu setzen, der eigentlich für behinderte Friedhofsbesucher vorgesehen ist. Warum sie zusätzlich den Vorhang aufgezogen hatten, blieb ihr Geheimnis.

Johann Dobmeier – aufmüpfig bis zum letzten Atemzug

Johann Dobmeier, geboren am 15. März 1909 in Weikenricht bei Amberg, war einst Bürgermeister der selbstständigen Gemeinde Argelsried, zu der auch Geisenbrunn gehörte. Er sei als Gemeindeoberhaupt ein richtiges Schlitzohr gewesen, erinnern sich Dorfbewohner. Aber er habe für seine Gemeinde alles getan und auch Vieles erreicht. Wenn auch für heutige Begriffe nicht immer mit ganz legalen Mitteln. So kämpferisch sich Dobmeier auch für "seine Schäfchen" einsetzte, so fanatisch wetterte er noch vor der Gebietsreform gegen den großen Nachbarn Gilching. Insbesondere dann, als die Eingemeindung unausweichlich war.

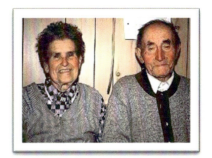

Nach Argelsried ist Johann Dobmeier im Jahr 1934 gekommen. Eine Stelle als Lagerhausverwalter bei der BayWa hat der gelernte Maurer angenommen.

Wie er genau seine Katharina kennengelernt hat, wusste Dobmeier nicht mehr so genau. Doch "g'schnaggelt hod's glei", erzählte er, wenn die Rede auf seine Kathl kam. Hochzeit war am 9. Mai 1936. "Er war a wirklich buidsaubana Mo", schwärmte die Angetraute. "Do waren no ganz andere Weiber hinter eam her, de eam hättn heiratn woin."

Zum Bürgermeister von Argelsried/Geisenbrunn wurde Johann Dobmeier 1948 gewählt. Er blieb es bis zur Eingemeindung im Jahr 1978. Viele Flüchtlinge kamen zu jener Zeit in die Gemeinde. Dobmeier: "Bei Nacht und Nebel sans okema. Zerscht sans bei de Bauern unterkema, dann ham mia jede Menge Baracken aufg'stellt." Bei den Behelfs-Unterkünften ist es nicht geblieben. Angesicht zunehmender Bevölkerungszahlen wurden zudem die Volksschule und der Friedhof erweitert, 22 gemeindeeigene Wohnungen und im Ortsteil Argelsried ein Rathaus gebaut. Außerdem legte Dobmeier Wert auf eine moderne Kanalisation. Kurz vor der Gebietsreform wurden dann auf Betreiben von

Dobmeier schnell noch weitere 40 Wohnungen und das Freizeitheim Geisenbrunn gebaut. Dadurch sollte verhindert werden, dass in die Zwangsehe mit Gilching auch noch das ganze Geld der Argelsrieder Kommune flöten geht. "Die Eingemeindung nach Gilching war sowieso der größte Schwindel aller Zeiten", schimpfte Dobmeier. „Die Guiching waren scho immer arme Hund und haben es nur auf unser Geld abgesehen." Er selbst hatte in all' den Jahren seiner Amtszeit sehr sparsam gewirtschaftet. Deshalb hatte Argelsried, als die Eingemeindung anstand, auch ein stattliches Finanzpolster vorzuweisen. "Gegen die Eingemeindung hat er sich bis zum Schluß gewehrt", erinnerte sich Heinrich Will, damals Bürgermeister von Gilching. Persönlich habe er ihm sogar

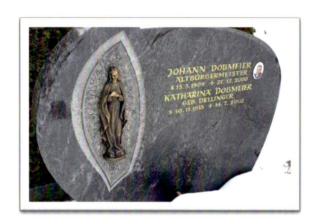

einen Brief geschrieben und um faire Verhandlungen gebeten. Will: "Ich hab' nie eine Antwort darauf bekommen." Dobmeier wiederum behauptete, nie einen Brief erhalten zu haben. Und wenn doch, dann ist er wahrscheinlich hinters Küchenkastl gerutscht, räumte er verschmitzt bei einem Interview ein. Es blieb nicht aus. Argelsried und Geisenbrunn wurden Ortsteile von Gilching. Dobmeier aber hat sich nach 30 Jahren als Bürgermeister aus der Kommunalpolitik verabschiedet. Denn nie und nimmer hätt' er sich in den Gilchinger Gemeinderat wählen lassen.

Wer annimmt, Dobmeier habe im stattlichen Alter von immerhin 90 Jahren an Altersweisheit gewonnen, irrt. Mit der Polizei Germering legte er sich weiterhin an und höchstpersönlich hat er sogar bei der Staatsanwaltschaft München vorgesprochen, um seinen Führerschein wieder ausgehändigt zu bekommen. Der war ihm von den Germeringern abgenommen worden, weil er generell eine Fahrweise an den Tag legte, der nur ihm gebührte. Weshalb er mehr als einmal mit seinem Traktor so manch' Gartenzaun touchierte. Keinen Respekt hatte er außerdem vor vorschriftsmäßig parkenden Autos, denen er mittels einer Schramme sein persönliches Autogramm verpasste.

Dobmeiers Fazit nach der verhassten Eingemeindung: "A Elend is des scho, wenn man heid durch Guiching fahrt. Koa Plotz is mehr fürs Radl und scho glei goa nia ned fiar mein Traktor." Beerdigt wurde das Ehepaar Dobmeier auf dem Friedhof bei St. Nikolaus im heutigen Ortsteil Argelsried.

Der Goldmacher Franz Tausend

Wer durch einen Ort spaziert, wird die eine oder andere Straßenbezeichnung finden, die Rätsel aufgibt. So auch in Gilching. Zu Ehren einer äußerst fragwürdigen Persönlichkeit nämlich wurde unterhalb vom Steinberg ein kleines Sack-Gasserl Goldmacher-Weg genannt. Immer weniger Menschen wissen, dass es sich beim Goldmacher Franz Tau-

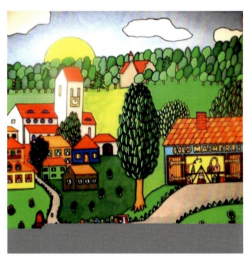

send um einen charmanten Scharlatan gehandelt hat, der hoch gestellte politische Prominenz wie auch etlichen Bürger aus der Region um ihr Erspartes gebracht hat.

Gestartet war Tausend in einem Labor in Obermenzing. Irgendwie schaffte es der gebürtige, geringe Mengen Goldes aus seinem Schmelztiegel hervor zu zaubern. Einer der ersten, der auf ihn hereinfiel, war Hitlers General Erich Ludendorff. Am 1. Juli 1925 kam ein Vertrag der "Gesellschaft 164" zwischen dem General und Tausend zustande. Durch die Vermittlung eines Gilchingers richtete sich der Goldmacher zudem am Steinberg Nr. 123 ein Geheimlabor ein. Allein Ludendorffs Anwalt Schramm finanzierte das Laboratorium mit 30000 Mark. Laut Chronik aus der Feder von Peter Iohn waren sich Zeitgenossen wie Berichterstatter anfangs darüber einig, dass Tausend zumindest zu Beginn der Gilchinger Zeit noch fest an sich und sein Künste, Gold herzustellen, geglaubt hatte. Es kam wie es kommen musste. Da der gebürtige Krumbacher (5. Juli 1884) europaweit auch andere Betrügereien begangen hatte, flog der Schwindel auf. 1927 wurde er verhaftet und vor Gericht gestellt. Am 19. Januar 1931 beginnt die Hauptverhandlung gegen Tausend vor der 2. Strafkammer des Landgerichts München. In die Affäre verwickelt waren außer Ludendorff auch Mannesmann und die Prinzen Waldenburg. Am 5. Februar 1931 wird Tausend wegen "versuchten und in sich fort gesetzten Betruges" zu drei Jahren und acht Monaten Gefängnis verurteilt. Im Februar 1933, nach seiner Entlassung, verschwand er sang- und klanglos von der Bildfläche. Heute erinnert lediglich noch der Goldmacher Weg unterhalb vom Steinberg an den genialen Hochstapler. Interessant dabei ist, dass er in vielen Einheimischen begeisterte Anhänger gefunden hatte, die ihm, und das meist ehrenamtlich, beim Gold machen assistierten. Später allerdings wollte keiner der aufrechten Bürger mehr an seine Zusammenarbeit mit dem Alchimisten angesprochen werden.

Spannend auch ein Aufsatz von Michl Ehbauer, der in seinem Büchlein „Gelegenheit macht Dichter", erschienen 1932 im „Aktuell Selbstverlag", seine persönliche Stellungnahme zum Goldmacherprozeß veröffentlichte. Unter anderem zieht Ehbauer folgendes Fazit:

„Wollen wir also durch diese ungeläuterte Zeit in eine bessere Zukunft blicken? Der Tausend wird sein Rezept schon wieder finden und dann wird er uns aus jedem bayerischen Jodler a Stranizen voll Gold außerkitzeln. … Und wenn es dann soweit is, daß ma mit goldene Reißverschluß umananda laufa, daß unsere Kinder mi'n Gold auf der Straß' schussern, daß ma in goldene Aschentonnen an Dreck nei'leeren, dann meine Lieben, ja dann is Dreck Trumpf."

Hans Lampl – nicht schön genug für d'Großstadt

Er schreibt sich Hans Lampl, ist gebürtiger Argelsrieder und weiß spätestens seit seiner Geburt vor 92 Jahren, dass er kein Großstadtgesicht hat. Das habe ihm eine katholische Schwester von der Frauenklinik in der Lindwurmstraße in München ins Gesicht hinein gesagt, wurde Lampl später erzählt. Mag es daran gelegenhaben, dass er ein lediges

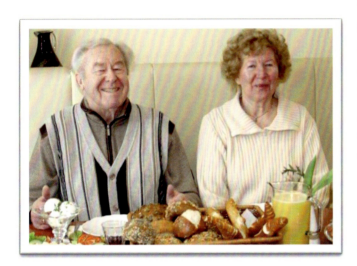

Kind war und die Mama, eine gebürtige Argelsriederin, protestantischen Glaubens. Ja, taufen wollten ihn die katholischen Schwestern gleich nach der Geburt. Das aber wollte die Mama nicht. Als sie auch am zweiten Tage nicht bereit war, ihn ans Taufbecken zu tragen, sagten die Schwestern: „Nehmen's den Buben und gehen's wieder raus auf's Land. Das Gesicht passt nicht in die Großstadt."

Da wollte er auch später nie hin, erzählte Lampl. Doch das Schicksal hatte anderes vor. Seine Lehre als späterer Postbeamter nämlich machte er beim Postamt 2 in München. „Ich war als Springer eingeteilt und musste dort aushelfen, wo Not am Mann war. Das trug dazu bei, dass ich ganz Oberbayern kennen gelernt habe."

Für sein Leben entscheidend jedoch war sein Dienst in Oberstdorf. „Dort habe ich 1959 meine Frau Margrit getroffen. Sie kam aus Ostfriesland und hat in Bayern Urlaub gemacht." In Gilching aber hatte sich schnell herumgesprochen, dass der Lampl eine aus

Ostfriesland mitgebracht hatte. „Ja sog amoi, hast denn gar keine in Guiching gfundn?", sei er mehrmals kritisch gefragt worden.

Nach seiner Rundreise durch Oberbayern fing Hans Lampl letztendlich als Betriebsleiter beim Postamt Gilching an. In seiner Freizeit engagierte er sich im Gemeinderat, innerhalb diverser Vereine und in Zusammenarbeit mit dem Gilchinger Archivar Rudi Schicht als Autor zahlreicher Heimatgeschichten. Unter anderem entstammen seiner Feder Aufzeichnungen in der Argelsrieder Chronik. Bei seinem Schlaganfall im Jahr 2016 wurde unter anderem das Sprachzentrum in Mitleidenschaft gezogen. Für Lampl mit ein Grund, sich mehr und mehr aus der Öffentlichkeit zurückzuziehen. Mochte er es doch, Geschichten nicht nur aufzuschreiben, sondern konnte sie auch vor großem Publikum zum Besten geben. Weil auch die Augen nicht mehr so wollen, wie er es gerne hätte, verbringt er nun seine Freizeit mehr im Garten als im Wald, wo er früher täglich nach dem Rechten geschaut hat.

Große Stücke auf ihn hält Bürgermeister Manfred Walter. „Er war und ist mir immer ein guter Berater und ein letzter Kenner der Historie von Argelsried und Gilching", sagt der Rathauschef. „Brauche ich ihn, ist er zur Stelle. Hans Lampl ist nicht nur unglaublich sympathisch, sondern auch sehr hilfsbereit."

Aus Lampls Erzählungen:

„Zu einer Zeit, als es weder Telefon, noch Radio oder gar Fernsehen gab, waren die Menschen auf Mundpropaganda angewiesen. Eine wichtige Schaltstelle, um Neuigkeiten zu erfahren, war das Gasthaus im damals selbstständigen Argelsried. Es lag direkt an der Landsberger Straße, dort, wo die Pferdekutschen Rast machten. „Mein Großvater, der Johann Bach, ging da gerne hin und hörte sich die Geschichten an, die von den Durchreisenden erzählt wurden", erzählte Hans Lampl. So gehörte Lampls Opa auch zu den am besten informierten Menschen im Ort. Er wusste, was auf der Welt so los ist und erzählte es auch gerne weiter.

Lampl erinnerte sich aber auch an ganz alltäglich Dinge, die damals den Bürgern das Leben erleichterte. Wie beispielsweise an die erste moderne Wasserversorgung, die Anfang des 20sten Jahrhunderts in Argelsried gebaut wurde. Dazu wurden am Steinberg vier oder auch fünf so genannte zwei Meter tiefe Bründl gegraben, in denen sich das Wasser sammelte. Mit quadratischen Holzrohren, die einen Durchmesser von acht bis zehn Zentimeter hatten, wurde das Wasser dann über die ehemalige Volksschule an der Münchner Straße (heute ist in dem leer stehenden Gebäude ein Hort vorgesehen) zum Friedhof Argelsried und von dort auf den rund 30 Meter hohen Hügel hinter dem Got-

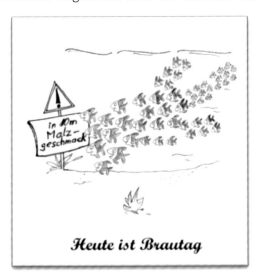

Heute ist Brautag

tesacker weiter geleitet. Von dort aus, erinnerte sich Lampl, verteilte sich das Wasser dann wieder über Holzrohre in die jeweiligen Haushalte. Gab es einen strengen Winter, die seinerzeit nicht selten waren, brach auch die Wasserversorgung zusammen, da das Wasser in den Holzleitungen schlichtweg gefror.

Eine Lösung bot schließlich die Brauerei an, die zum Gasthaus Argelsried gehörte. „Die waren ja zum Bier brauen auf gutes Wasser angewiesen", erzählt Lampl. „Deshalb gruben sie nahe der Brauerei einen 40 Meter tiefen Brunnen. Da fror dann nichts mehr ein." Die Argelsrieder aber durften sich aus dem Brauerei-Brunnen so lange ihr Wasser holen, bis die kommunale Leitung wieder aufgetaut war. Auch der kleine Hans musste sich damals auf den Weg machen, um für die Familie Wasser zu holen. „Es war ein eiskalter Winter 1946/47 und es hatte Minus 30 Grad. Das kann man sich heute gar nicht mehr vorstellen. Die Mutter hat mich mit einem Schlitten und einem Waschzuber losgeschickt, um am Brunnen der Brauerei Wasser zu holen. Der Weg zurück dauerte etwa zehn Minuten. Bis ich wieder zu Hause war, hatte das Wasser bereits eine fingerdicke Eisschicht."

Gilchings erste Apotheke

Es war Carl Hartmann, der Anfang des 20. Jahrhunderts in Benzberg bei Köln die Adler-Apotheke eröffnete. Als er 1924 im Alter von gerade einmal 48 Jahren starb, verpachtete die Witwe das Geschäft an einen Interessenten. So lange, bis Sohn Rudolf Hartmann (1907 bis 1950) sein Studium beendet hatte und die Nachfolge antreten konnte. „Ja, es kam leider anders als gedacht", erzählt Dr. Stefan Hartmann (Foto), mittlerweile Chef eines Unternehmens, zu dem unter anderem vier

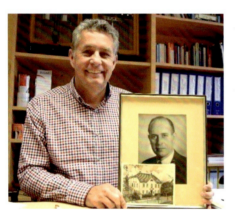

Apotheken und 70 Mitarbeiterinnen gehören. „Der Pächter schnappte sich nicht nur die Apotheke, sondern auch die Ur-Oma. Die Apotheke war futsch, weil der Pächter dort seinen eigenen Nachwuchs unterbringen wollte. Mein Opa Rudolf aber stand somit auf der Straße, ohne jegliche Zukunftsaussichten. Nun war guter Rat teuer." Ja, hätte da nicht Lore Haack, Rudolfs Schwiegermutter, Frau Frey vom Münchner Traditionshaus Lodenfrey kennen gelernt. Die Freys aber hatten seinerzeit ein so genanntes „Sommerfrischler-Haus" in Gilching. Als Frau Frey von der unglücklich gelaufenen Apothekergeschichte hörte, kam sie sofort auf die Idee, anzubieten, in Gilching eine Apotheke zu eröffnen. Die Notwendigkeit war da. Gilching erfuhr nach dem Zweiten Weltkrieg eine enorme Zuwanderung. Die Einwohnerzahl stieg von 2074 im Jahr 1940 auf 4315 Einwohner im Jahr 1950. Damals praktizierten in Gilching bereits drei Ärzte. Um aber Rezepte einzulösen, mussten die Bürger bis Seefeld, Planegg, Fürstenfeldbruck oder Germering fahren. Rudolf und Eleonore Hartmann zögerten nicht lange, als sie von Lore Haack von dem Angebot hörten. Gestartet wurde in einem kleinen Laden Ecke Rathaus-/Römerstraße. Die Wohnung war in München, weshalb täglich mit dem Zug hin und her gefahren wurde. „Beim täglichen Gang über die Römerstraße war meine Ur-Oma eine Sensation. Als Münchnerin stapfte sie stolz in Pelz und Stöckelschuhen auf dem oft matschigen Feldweg dahin. Und da fiel sie Albert Fanger auf, der gerade aus dem Fenster seines Hauses an der Römerstraße 28 schaute und der sie ansprach", erzählte Stefan Hartmann. „Der Gilchinger Architekt hatte meinen Großeltern sofort vorgeschlagen, sein kleines Häusle ebenerdig anzubauen und darin eine geräumige Apotheke zu integrieren. Dieser Vorschlag kam gelegen, weil sich das ursprüngliche Gebäude als ungeeignet herausstellte." Und so kam es, dass am 20. März 1950 an der Römerstraße 26 Gilchings erste richtige Apotheke unter dem Namen St. Vitus eröffnete. Der Münchner Merkur schrieb damals: "Ob die alten Römer Aspirintabletten und Penicillin nötig hatten, als sie frech geworden und gen Norden zogen, kündet weder ein Cäsar noch ein Tacitus. Das eine aber ist si-

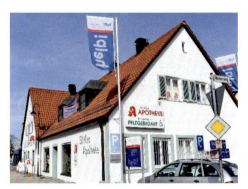

cher, daß an der Römerstraße, die durch Gilching nach Fürstenfeldbruck zieht, die neue Apotheke steht. Das freundliche Äußere entspricht der zweckmäßigen und zugleich geschmackvollen Inneneinrichtung. Man sieht, daß eine Giftküche nicht nur mit Gläsern, Flaschen rings umstellt zu sein braucht, sondern auch gemütlich wirken kann, die leidende Menschheit schluckt dann ihre bitteren Pillen und hantigen Tränklein viel lieber und wird rascher gesund."

Rudolf Hartmann starb kurz nach Eröffnung der Apotheke im Alter von nur 43 Jahren. Stefan Hartmanns Oma, Eleonore Hartmann, verpachtete die Apotheke, sicherte aber durch eine vertragliche Klausel ab, dass die Apotheke auch nach ihrem Tode in Familienbesitz bleibt. Zum 1. Juli 1996 übernahm Stefan Hartmann die St. Vitus. „Damit setze ich in fünfter Generation die Tradition der Apotheker in der Familie fort."

... und Gilchings erster Dentist

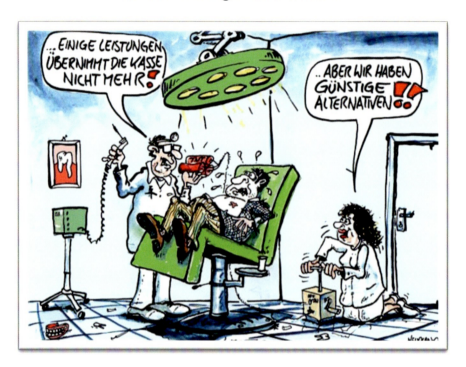

Bevor sich in Gilching ein Zahnarzt ansiedelte, gab es bereits die Eisenbahn. Erst im Februar 1927 musste sich der Gemeinderat mit dem Antrag des Dentisten Alfred Schmidhelm befassen. Im Protokoll wurde der Beschluss unter dem damaligen Bürgermeister Pentenrieder folgendermaßen festgehalten: „Gegen die Ausübung einer Zahnarztpraxis im Gemeindebezirk Gilching bestehen hierseits keine Bedenken. Bedürftigkeit ist gegeben, insofern die Gemeinde Gilching mit Argelsried rund 2000 Einwohner hat und die nächstgelegenen Zahnateliers in Pasing und in Steinebach zu weit entfernt sind."

Nur ein kleiner Werbespot – gleich geht's weiter!

Am Sonntag, 14. April, 11 Uhr – wird mein neues Buch „Drei Nuß' ham drei Kern…"
im Augustiner am Wörthsee präsentiert
Mit dabei Holger Paetz (Kabarett),
Wolfram Gum und Claus Angerbauer (Blues & more)
Reservierungen bei Uli Singer: Telefon 08105-26538 – <u>www.pollyTour.de</u>

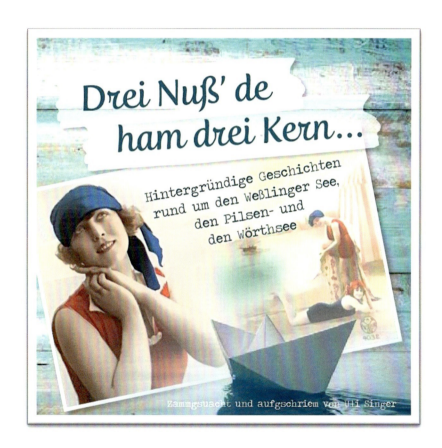

Mit Marika Kilius auf Du und Du: Rosemarie Seul

Marika Kilius gehört zu den bekanntesten Eiskunstläuferinnen der Welt. Mit Partner Hans-Jürgen Bäumler zog das deutsche Eiskunstlauf-Paar in den 60igern die Massen in

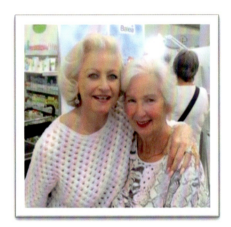

ihren Bann. Fan des Paares von der ersten Stunde an war Rosemarie Seul aus Gilching. „Ich hätte im Leben nicht daran gedacht, dass ich diese tolle Frau jemals persönlich kennenlernen werde", erzählt die 76Jährige. Doch da bekam Tochter Michaela Seul aus Unering den Auftrag, für einen Verlag über die attraktive Eiskunstläuferin ein Buch zu schreiben. Für die Interviews kam Marika Kilius im Jahr 2012 mehrmals in den Seefelder Ortsteil Unering. „Wir haben gemeinsam mit Marika Filme angeschaut, in denen sie mitgespielt hat, und auch über alte Zeiten geratscht." Das Glück war ihr hold. Denn irgendwann hat es sich ergeben, dass der ehemalige Eislauf-Star die Gilchingerin im Auto mitnahm und sie nach Hause brachte. „Marika wußte, dass ich eigentlich sehr unselbstständig bin und mich immer, auch beim Autofahren, auf meinen Mann verlassen habe. Da mahnte sie mich, einfach mal selbst das Steuer in die Hand zu nehmen, und mich meiner Fähigkeiten zu besinnen."

Es dauerte zwar noch etwas, doch für die Seniorin hat sich seither viel verändert. „Ich habe mir ein Navi zugelegt und fahre mittlerweile sehr gerne Auto, auch dann, wenn ich mal zu einer neuen Adresse fahren muss."

Zuletzt traf sie Marika Kilius, die im selben Jahr wie ihr Fan geboren wurde, im Jahr 2018. „Das war vielleicht eine Überraschung. Meine Tochter hatte mir vorgeschwindelt, dass an ihrem Auto etwas nicht stimmt und mich gefragt, ob ich sie nach München fahren könnte. Selbstverständlich habe ich sofort zugesagt. Ich war auch etwas überrascht, als mir meine Tochter eröffnete, dass ich in München noch einen weiteren Fahrgast mitnehmen soll." Michaela Seul hatte die Mama schlichtweg zum Nobelhotel „Bayerischer Hof" gelotst, wo Marika Kilius bereits auf die beiden Damen wartete. „Nachdem ich mich vom ersten Schock erholt und eine herzliche Begrüßung stattgefunden hatte, erfuhr ich, dass ich Marika zu den Messehallen nach Riem fahren soll." Dort war sie unter dem Motto „Seniorenmesse 66" als Moderatorin für eine Modenschau mit anschließendem Schminken engagiert. Klar, der Star hätte auch einen Chauffeur vom Bayerischen Hof nehmen können, weiß Rosemarie Seul. Doch Kilius gefiel die Idee,

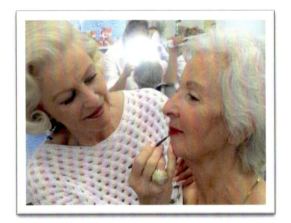

mit ihrer Co-Autorin und deren Mama auf dem Weg nach Riem ein wenig zu plaudern. Und Rosemarie konnte Marika Kilius endlich beweisen, dass ihre Worte gefruchtet hatten und sie auch als Chaffeur ihren Mann steht. „Marika nahm beruhigt auf der Rückbank Platz und lobte mich anschließend für meinen guten Fahrstil. Nach der Modenschau durfte ich am Schminktisch Platz nehmen und wurde persönlich von Marika Kilius geschminkt. Dieser Tag war ein echtes Highlight in meinem Leben."

Johann Retzer – Ein Mann ohne große Worte

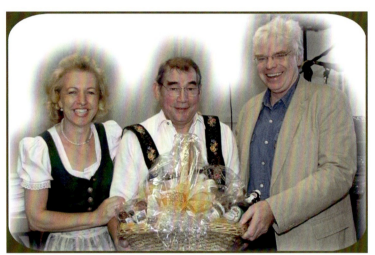

Zum 50sten Geburtstag gratulierten Johann Retzer (Bildmitte)
unter anderem Anita Painhofer und Oliver Kübrich

Er gehört zu denjenigen Menschen, die viele Jahrzehnte unter anderem durch aufwändige Veranstaltungen das gesellschaftlich Leben in Gilching erheblich bereicherten. Legendär waren Johann Retzers Country-Festivals am Pähler Weg, die XXL-Partys und die Bluegrass-Festivals am Jais-See. Feste, zu denen Besucher aus ganz Bayern kamen. Außerdem unterstützte der heute 72Jährige sämtliche Vereine vor Ort, indem er, ohne groß zu diskutieren, benötigte Requisiten wie Zelte, Schirme, Biergartengarnituren, Theater- und Toilettenwagen und Großgrill unbürokratisch zur Verfügung stellte. Oft übernahm er bei Bedarf auch die landkreisweite Plakatierung für die Veranstaltungen. Nicht zu vergessen, dass er seit nunmehr 35 Jahren den Vorsitz des Krieger- und Soldatenvereins innehat und keinen Hehl daraus macht, dass ihm dies nach wie vor eine Herzensangelegenheit ist. Johann Retzer gehört zu den eher leisen Menschen, die ihre Leistungen nie in den Vordergrund stellen. So wurde auch sein jahrelanges Engagement nie an die große Glocke gehängt.

Fliegende Autos und ein Krankenhaus

Von wegen Null-Bock. Hier stellen sich stellvertretend für ihre Altersgenossen Kinder, Jugendliche und junge Menschen vor, die sich am Ort engagieren und durch Ideen beitragen, dass das Leben auch ohne Handy und Facebook interessanter wird.

Engagierte Jugendliche

Da wäre zum Beispiel die 12Jährige Helena Henrici. Sie beteiligte sich unter dem Motto „Mein Gilching in zehn Jahren" an einem Mal-Wettbewerb (Lebendiges Gilching) und wurde von der Jury, in der auch Bürgermeister Manfred Walter und Stadtbaumeister Max Huber saßen, zum ersten Preisträger gewählt. Viel Grün, einen Ponyhof, ein Schwimmbad und ein funktionierendes Krankenhaus schwebt der Gymnasiastin vor. Die Hobbies von Helena sind Musizieren, Malen und

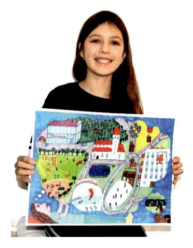

Turnen. Später einmal will sie Malerin oder Kunsterzieherin werden. „Am liebsten hätte ich ein Haus, wo ich oben wohnen kann und im Untergeschoß mein Atelier ist."

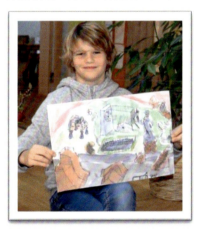

Victor Modeß (links) heimste stellvertretend für die rund 80 Kinder der Montessori-Schule, die unter Leitung der Kunsterzieherin Kirsten Paradiak-Ulrich Zukunftivisionen zu Papier brachten, den zweiten 1. Preis ein. Er setzte in seinem Bild eine Freiheitsstatue mitten ins Zentrum von Gilching. Als Lösung für das Verkehrsaufkommen schlug er fliegende Autos vor. „Auf die Idee mit dem fliegenden Auto bin ich gekommen, weil ich schon oft den Film Zurück in die Zukunft gesehen habe." Als Hobies gibt Victor Kunst und Sport, insbesondere aber Klettern an. „Außerdem treffe ich mich gerne mit Freunden", sagt der Zehnjährige.

Sämtliche Bilder waren in einer Ausstellung im Rathaus Gilching zu sehen.

Mit 13 wagte Antonia den Abstieg in den Untergrund

Ungeahnte Fähigkeiten bewies Antonia Vilsmayer, die bereits als 13Jährige für den Starnberger Merkur als Nachwuchs-Journalistin unterwegs war. Anlässlich des Interna-

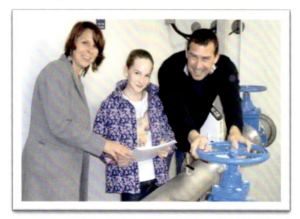

tionalen Tages des Wasser – dieser findet jeweils am 22. März statt – stieg die Gilchinger Gymnasiastin sogar unter Federführung der Ammersee-Werke Herrsching mit Thomas Tinnes, Technischer Leiter der Trinkwasserversorgung und Ines Bethe (Bürgerservice) in die Tiefen bei Breitbrunn, um sich dort im Brunnen über die Gewinnung von Trinkwasser zu informieren und darüber ein Referat zu schreiben. Da wunderte es auch nicht, dass sich die Jugendliche 2016 als Kandidatin für den Jugendbeirat zur Verfügung stellte und gewählt wurde. Ihre Hobbies sind Singen, Tanzen und Reiten. Außerdem macht die heute 16Jährige ein Auslandsjahr in Spanien.

Plattln am Kap der guten Hoffnung

Die Geisenbrunner Burschen ernten viel Applaus, treten sie vor heimischem Publikum auf. Mittlerweile ist das Schuhplattln aber auch in Namibia ein Begriff. Seit fünf Jahren

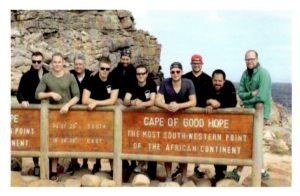

schon reisen die Vertreter bayrischen Brauchtums nach Afrika, um dort beim Oktoberfest in Namibias Hauptstadt Windhoek den Besuchern kräftig einzuheizen.

Erstmals waren die Geisenbrunner im November 2013 mit dabei, erzählt Maxi Hatteier, Vorstand des Geisenbrunner Burschenvereins. Für die musikalische Stimmung in Windhoek sorgen seit dem Jahr 2000 die Kirchdorfer Oktoberfestband. Und wie könnte es anders sein, zum Trinken gibt's a Bier, das eigens für das Fest gebraut wird, und zum Essen Schweinsbraten und Brezn. Finanziert wird der Flug und die

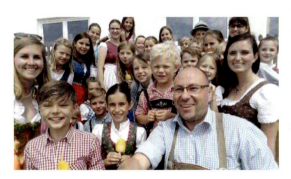

Unterbringung der Gäste durch die Brauerei Namibia Breweries.

In der letzten Oktoberwoche geht es auch heuer wieder Richtung Afrika. „Mia san meist sechs Plattler und sechs Begleitpersonen. Dafür nehmen wir extra Urlaub. Mittlerweile ist unser Auftritt zusammen mit den Kirchdorfern Tradition und wir sind mächtig stolz darauf", betont Hatteier. Zumal etliche Freundschaften, auch mit Einheimischen, entstanden sind. Damit der tanzende Nachwuchs nicht ausgeht, gibt es bei den Burschen außerdem unter der Leitung von Marco Fischbeck eine eigene Kindertanzgruppe, die regelmäßig übt und auch für Auftritte gebucht werden kann.

d'Guichinger Madln und Burschen

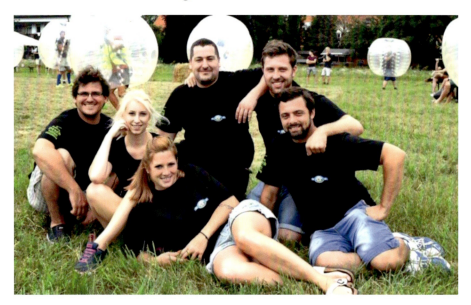

Foto von links: Georg Mattern (2. Vorstand), Marina Helmbrecht (1. Schriftführerin), Andrea Dosch (2. Schriftführerin), Tobias Ernst (Kassier), Maximilian Dosch (Beisitzer) und Vorsitzender Michael Dosch

Einfach mal anders sein und sich auf Aktionen einlassen, die aus dem Rahmen fallen. Dies ist Ziel des Madl- und Burschenvereins „d'Guichinger", der 2014 aus der Taufe gehoben wurde. Seither laden engagierte junge Menschen regelmäßig zu außergewöhnlichen Spielen und Festen ein. „Eine Mordsgaudi" so Vorsitzender Maxi Dosch, waren unter anderem die Bubble-Soccer-Turniere auf der Wiese unterhalb der Rosenburg.

Früher sei es die Landjugend gewesen, bei der die Gilchinger Jugend eine Heimat gefunden hat. Daraus entstand der Brauchtumsverein. Ziel der neuen Gruppierung jedoch war, mit der Zeit zu gehen und auch mal Feste zu organisieren, die mit Brauchtum nichts zu tun haben. Sportliche Veranstaltungen, wie beispielsweise die Bubble-Soccer-

Turniere stehen ausdrücklich in der Satzung. Im Winter steht dann Eisstockschießen auf dem Programm. Alleinstellungsmerkmal im Landkreis Starnberg ist, dass es sich um keinen reinen Burschen-, sondern um einen Madl- und Burschenverein handelt. „Bei unseren Aktivitäten waren immer so viele Madln dabei, dass wir gar nicht anders konnten", schmunzelte Dosch.

Derzeit zählt der Verein 40 Mitglieder. Für die Männer gibt es eine Kleiderordnung: Schwarze T-Shirts mit Emblem. Dazu eine Lederhose mit besonderen Hosenträgern. Dosch: „Sie sind mit Rosen bestickt und von Hand hergestellt, auf dem Steg ist unser Emblem mit der St. Vitus-Kirche zu sehen. Allein die Hosenträger kosten je Stück 600 Euro." Wer Lust hat mitzumachen, nähere Infos gibt es unter guichinger.de.

Transformer bewacht Haus und Hof

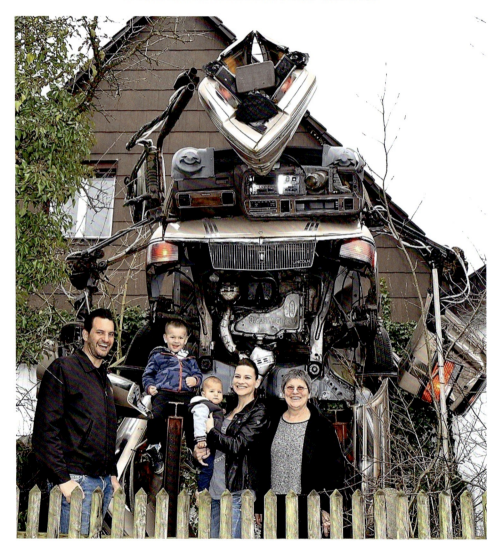

„Liberty Lincoln" nennt Johanna Reis liebevoll den vier Meter hohen Familienzuwachs, der seit gut zwei Jahren im eigenen Vorgarten in der Waldkolonie in Gilching steht. Der Transformer wurde analog zum gleichnamigen Film gebaut und soll im Laufe der Jahre technisch aufgewertet werden. „Wir haben die Idee, dass er unter anderem die vielen Kinder begrüßt, die vorbeikommen und stehen bleiben", sagt Reis. Dazu fehlen noch wetterfeste Lautsprecher.

Ursprünglich hat „Liberty Lincoln" sein Dasein einem Experiment zu verdanken. In Kooperation mit der Fernsehsendung Galileo sollte ein Künstler-Team aus Alling nachweisen, dass sich aus einem Auto tatsächlich so ein Autobots entwickeln lässt. Für Nicht-Cineasten: Im Action-Film Transformers versuchen böse Autobots – eine Art Roboter – die Erde anzugreifen, während sich die guten Autobots als Autos getarnt unter die Menschen mischen und sich erst dann in einen Roboter verwandeln, wenn es gilt, die Menschheit zu retten. Das Experiment war geglückt. Aus einem 88er Lincoln Continental entstand das vier Meter hohe Meisterwerk. „Ich habe mich in die Figur schon verliebt, als sie noch in Alling vor einer Werkstatt stand", räumt Johanna Reis ein. „Als es dann einen Pächterwechsel gab und der Transformer entfernt werden sollte, habe ich ihm sofort ein neues Zuhause angeboten."

Generell haben es der Grafikdesignerin und Ehemann Nico amerikanische Oldtimer, die Fifties und der Rock'n'Roll angetan. Während Nico im Männerballett bei der Germeringer Showtanzgruppe „Fun Unlimited" mitmacht, tanzt Johanna Reis bei der Rock'n'Roll-Formation mit. „Im Moment fehlt mir ein bißerl die Zeit", sagt sie. Kein Wunder. Gehören doch zur Familie Reis noch der einjährige Joe und sein großer Bruder Jack (3), sowie Oma Marlene Wünsch und Mischlingshund Olli.

Hebamme in jedem Notfall

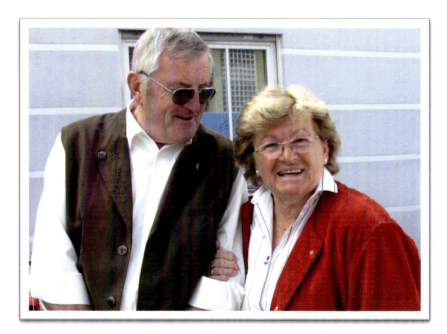

Gottfried Krischke mit Ehefrau Ingrid

Er wird liebevoll die „Hebamme vom Christoph-Probst-Gymnasium" genannt: Gottfried Krischke, von 1972 bis 2003 Geschäftsführer des Zweckverbands weiterführende Schulen im westlichen Landkreis und langjähriger Geschäftsstellenleiter der Gemeinde Gilching. Bei der Planung und bei der Umsetzung des neuen Gymnasiums war er von Anfang an federführend dabei. „Mit dem Unterricht gestartet wurde bereits 1976 mit 161 Schülern. Weil aber das Gymnasium noch nicht fertig war, mussten wir erst einmal Räume in Steinebach anmieten", erinnert sich der 80Jährige. 1978 war dann Einweihung der Schule an der Talhofstraße. Heute besuchen rund 2000 Schüler das Gymnasium.

Nach Gilching kam Gottfried Krischke 1946 im Alter von acht Jahren. Die Mama war mit ihm und zwei Geschwistern aus dem Sudetenland geflohen. Eigentlich hatte er das Alter, um die zweite Klasse der Volksschule zu besuchen. Doch Neuankömmlinge waren seinerzeit nicht willkommen. Als er in der Schule antreten wollte, erteilte ihm die zuständige Rektorin eine deutliche Abfuhr. „Ihr Flüchtlinge moants owei, ihr seids gscheida. Nix do. Du fangst von vorn o." So kam es, dass der Achtjährige erst einmal in die erste Klasse kam, im Laufe der Jahre aber einige Klassen überspringen durfte. In der Gemeindeverwaltung fing Gottfried Krischke 1953 als Lehrling an und arbeitete sich bis zum Geschäftsstellenleiter hoch. Und Krischke war mehr, als nur ein Angestellter der Behörde. Er half immer da, wo er gebraucht wurde. Unter seiner Federführung kam es nicht selten vor, dass Gilchinger Bürger schlichtweg vergessen hatten, sich vor einer Auslandsreise um die notwendige Pass-Verlängerung zu kümmern. So auswegslos die Situation auch war, Krischke half und kümmerte sich über Nacht um die Verlängerung der Papiere. Seinerzeit war dies möglich, da Pass und Personalausweis noch durch die Kommune ausgestellt wurden. Nach 50 Jahren Zugehörigkeit wurde er 2003 in den Ruhestand verabschiedet. Gleichzeitig hörte er auch als Geschäftsführer des Zweckverbandes auf, unterstützte aber bis Ende 2017 seinen Nachfolger in allen Bereichen und hilft auch heute noch aus, wenn Not am Mann ist. Langweilig wird ihm nicht. Zum einen unternimmt er viel mit Ehefrau Ingrid, mit der er seit 57 Jahren verheiratet ist. Dann gibt es noch die Familien der zwei Söhne mit drei Enkelinnen, die Musik, und nicht zu vergessen, die Dackeldame Hanni. „Egal auch wie das Wetter ist. Ob es stürmt oder schneit oder ob Glatteise das Spazierengehen erschwert. Wir gehen täglich um neun Uhr außer Haus, um am Steinberg unsere Runden zu drehen", sagt Krischke.

Das interessiert doch keine alte Sau

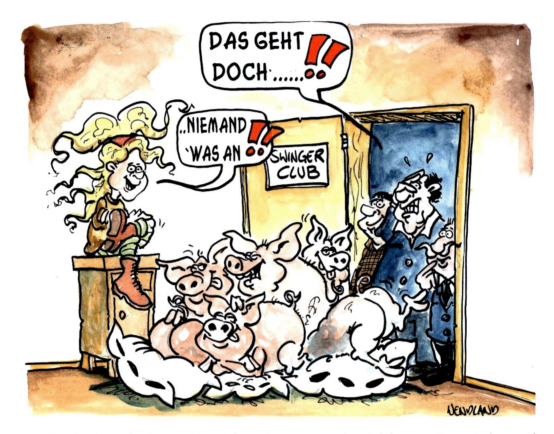

Man schrieb das Jahr 2004. November. Da musste der Gilchinger Gemeinderat über eine etwas anrüchige Sache abstimmen. Auf der Tagesordnung stand der Antrag auf Errichtung eines Swinger-Clubs in einem leerstehenden Gebäude im alten Gewerbegebiet an der Lilienthalstraße. Ups. Kein Problem hatten die Freien Wähler. Getreu dem Motto „Freie Wähler – freie Liebe" votierte die Fraktion begeistert pro Swingerclub. Der damalige Bürgermeister Thomas Reich und seine drei Mitstreiter jedoch hatten die

Rechnung ohne die sittsame CSU und die SPD gemacht. „Das ist keine Einrichtung für Gilching", monierte Manfred Herz. Vielmehr befürchtete der CSU-Gemeinderat, dass durch einen Swingerclub „Leute mit bestimmtem Niveau" angezogen werden. „Ein kriminelles Umfeld ist nicht ausgeschlossen", so Herz. Im Übrigen widerspräche schon die Außengestaltung so einer Einrichtung dem seriösen Bild eines Gewerbegebiets. „Dort stehen jetzt schon Gebäude leer. Im Umfeld eines Swingerclubs wird es aber noch schwerer werden, seriöse Betriebe als Mieter zu gewinnen", sagte Herz. Harald Schwab (CSU) erinnerte an einen Vorfall im Nachbarlandkreis Fürstenfeldbruck. Dort wollte ebenfalls ein Swingerclub eröffnen. Wurde jedoch kurz vor der Einweihung von Unbekannten völlig zerstört. „Wir handeln uns damit nur zusätzliche Probleme ein", warnte Schwab. „Jetzt wird's Zeit zur Gegenrede", mischte sich der 2005 verstorbene Hans Ostermair (FW) in die Diskussion. „Ich werde meine Zustimmung dazu geben, da sich Gilching ja als moderne und aufgeschlossene Gemeinde sehen will." Moralische Bedenken hege er nicht, so Ostermair. Ganz im Gegenteil. „Es sollte jeder tun und lassen können, was er will. Gilching hat jetzt endlich einmal die Gelegenheit, sich aktiv zu zeigen." Aufklärungsarbeit leistete Stefan Sigl (FW). „Ein Swingerclub ist doch kein Puff. Es kommen Paare und es stört keine alte Sau, was die da so treiben." Im Übrigen verwies er auf das fortgeschrittene Alter der Kritiker. „Es liegt wahrscheinlich an meiner Jugend, dass ich nichts dagegen habe. "Bürgermeister Thomas Reich mahnte letztendlich, dass rein baurechtlich nichts gegen diese Einrichtung spricht. „Es handelt sich um eine Vergnügungsstätte und die ist im Bebauungsplan für das alte Gewerbegebiet zugelassen." Bleibe also nur, sollten sich moralische und ethische Gründe gegen den Swingerclub durchsetzen, den Bebauungsplan zu ändern. Was mit 4:5 Stimmen dann auch beschlossen wurde. Der Betreiber dieses Club hat nach einer kurzen Testphase von selbst die Reißleine gezogen.

Eine Welt zum ungestörten Schmökern

Skurriles, Rares und aberwitzige Geschichten – all dies findet sich im Eine-Welt-Basar in Gilching. Seit über zwei Jahrzehnten engagieren sich Maria und Fritz Nömayr für ihre Idee. Für ihre Verdienste wurde das Ehepaar mit der Gilchinger Verdienstmedaille ausgezeichnet.

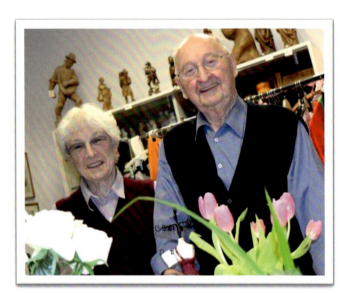

Es fing alles ganz harmlos an. Vor etwa einem Viertel Jahrhundert beschlossen Maria und Fritz Nömayr, die für einen Weihnachtsbasar zur Verfügung gestellten Waren zusätzlich auf Flohmärkten zu verkaufen und den Erlös für wohltätige Zwecke zu spenden. Die Idee sprach sich schnell herum, zumal das Ehepaar durchaus mit Raritäten aufwarten konnte. Die Folge war, dass sie im Laufe der Zeit immer dann gerufen wurden, wenn es eine Wohnungsauflösung gab. Und deren gab es viele. Das Lager in der heimischen Garage war schnell bis zum Rand gefüllt und Nömayrs nun jedes Wochenende auf Flohmärkten in der Region zu finden. „Es war alles so nicht geplant", erzählt Maria Nömayr. Auch nicht, dass ihr Thomas Vilgertshofer nach Fertigstellung des Ortszentrums kostenfrei einen geräumigen Laden zur Verfügung stellte. „Der Laden war täglich geöffnet und wurde innerhalb kürzester Zeit zum Renner", freut sich die 80Jährige. Als dann der FortSchritt-Kindergarten einzog, wechselte das Ehepaar in Räumlichkeiten an der Pollinger Straße. Der Zulauf ist ungebrochen. Mittlerweile engagieren sich 32 Mitarbeiter ehrenamtlich für das Projekt. „Sie sind alle voll beschäftigt, weil auch sehr viel im Hintergrund passiert", betont Nömayr. Während sich die Frauen mehr um das Säubern und Aufpolieren der Waren, um die Deko und den Verkauf kümmern, sind die Männer unter Regie von Fritz Nömayr (84) vorwiegend für das Abholen der sperrigen Möbel im Einsatz.

Auch wenn viel Arbeit in dem Projekt steckt, es macht auch viel Spaß, gesteht Maria Nömayr. Zumal immer wieder Kuriositäten angeboten werden. „Unser größter Schatz war vor einigen Jahren ein König-Ludwig-Pferde-Schlitten", erinnert sie sich. „Als Sitzgelegenheit auf den Kufen gab es eine überdimensionale Muschel, so eine, wie sie auch der Märchenkönig hatte. Heute steht diese Rarität auf einem Bauernhof, den sich ein Architekt irgendwo in Bayern eingerichtet hat."

Mittlerweile haben das Ehepaar Maria und Fritz Nömayr einen 16-Stunden-Tag. „Wir betrachten es aber als Geschenk und sind dankbar dafür, noch Sinnvolles zu können und viel positives Feedback zu bekommen." Der Reinerlös aus dem Verkauf geht zu einem Viertel zugunsten Gilchinger Einrichtungen. Der Rest in Dritte-Welt-Länder, in denen soziale Projekte unter deutscher Leitung aufgebaut und betrieben werden. Wer den Basar besuchten möchte, muss sich allerdings etwas gedulden. Öffnungszeiten sind von Montag bis Freitag von 9.30 Uhr bis 18 Uhr und am Samstag von 9.30 Uhr bis 13 Uhr.

Prost Guiching! – im SchichtWerk-Museum

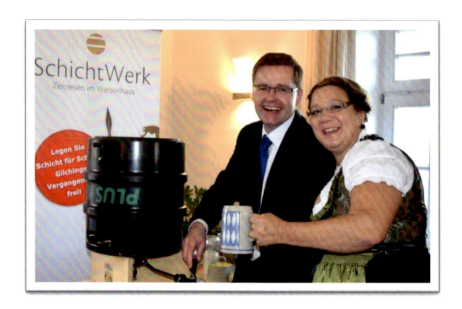

„Prost Gilching! – vom wahren Ursprung des Bieres bis zum Lenzbräu" lautete das Motto der jüngsten Sonderausstellung im SchichtWerk-Museum in Gilching. Bayern und Bier, eine Symbiose, die für sich spricht. Wurden doch in früheren Zeiten die wichtigsten Entscheidungen nicht in einem Sitzungssaal eines Rathauses gefällt, sondern in einer gemütlichen Wirtschaft bei mehreren Maßen Bier. Begeistert vom Thema waren anlässlich der Eröffnung nicht nur die rund 50 Festgäste, sondern auch Gilchings Bürgermeister Manfred Walter. Er bedankte sich bei Museumsdirektorin Annette Reindel und ihrem Team vom Verein „Zeitreise", sowie bei der Gemeinde-Archivarin Ursula Lochner für die bis ins Detail recherchierte Brau- und Wirtshaus-Geschichte der Gemeinde Gilching. „Die wenigsten Menschen wissen heute, dass das Bier einmal eine große Rolle in unserer Gemeinde gespielt hat", sagte Walter. Immerhin gab es an der Römerstraße zwei bedeutende Brauereien mit integrierter Wirtsstube. „Wir investieren heute viel Geld in Treffpunkte für die Jugend und die Senioren. Früher haben diese Treffen in den

Wirtshäusern stattgefunden. Da wurde geratscht, gespielt und auch Politik gemacht. Leider verschwindet diese Tradition immer mehr aus unserem Alltag", bedauerte der Rathauschef.

Highlights der Dauer-Ausstellung im historischen Werson-Haus an der Bruckerstraße sind unter anderem die restaurierten Grabbeigaben der Kiltis, der römische Meilenstein mit Innenleben, die römische Öllampe zum Anfassen und eine Caligula-Münze unter der Lupe.

Das Werson-Haus

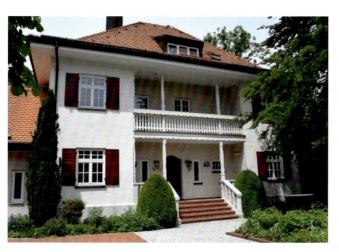

„Das schöne Landhaus an der Bruckerstraße steht für das Altdorf. Es steht aber auch für den Beginn des Bevölkerungswachstums. Dieser wurde mit der Eröffnung der Bahnstrecke Pasing-Herrsching 1903 eingeläutet", erzählt Annette Reindel, Museumschefin im historischen Wersonhaus. Ein gutes Beispiel für einen „zugezogenen Berufspendler" sei Jules Werson gewesen. Doch bevor er 1923 in die alte Villa eingezogen ist, wurde das historische Gebäude als Arztpraxis genutzt. Dr. Robert Weidner sei es zu verdanken, dass es im Archiv noch Fotos vom Baugrund an der Bruckerstraße, jedoch ohne Villa gibt. Eigentümer des Areals, Planer und Bauherr der Villa war Eduard Forner, der im Mai 1913 bei der Gemeinde den Bauplan eingereicht hatte. „Bereits im August lag die Baugenehmigung vor", betonte Manfred Gehrke vom Verein Zeitreise. Die „Villa Forner" ging 1923 in den Besitz von Jules Werson über, der sie in „Haus 2 Birken" umtaufte. Er war nach dem ersten Weltkrieg mit seiner Mäzenin Marie Lindermann vor den bürgerkriegsähnlichen Unruhen in München geflüchtet und aufs Land gezogen. Das Paar begann sofort, ein Atelier an die Villa anzubauen und den Garten aufwändig zu gestalten. „Hier zeigte sich seine Liebe zur Natur", schwärmte Reindel. Er habe nicht nur einen Rosengarten, sondern auch einen Badeteich angelegt, der damals anrüchigen Spekulationen Nahrung bot. Zwar war das Grundstück gut eingehaust, doch Schulkinder fanden immer wieder Lücken, von wo aus sie Frauen in Badeanzügen beobachten konnten. Werson wiederum nutzte seine Werkstatt nicht nur als „Tusculum" für kreatives Schaffen, sondern lud gerne zu so genannten freizügigen Künstlerfesten ein. Aufschlussreich sind auch viele seiner hinterlassenen und gut gehüteten Zitate. Unter anderem stellte Werson 1955 fest: „Hier bekommen wir gerade neue Straßen, aber die Alten waren mir lieber. Die neue Straße ist wie eine Rennstrecke, wo die Halbwüchsigen ihre Auspuffe ausstinken lassen."

Karl Wurm - Ein liebenswerter Charmeur

Für einen kleinen Ratsch am Gartenzaun war Karl Wurm stets zu haben. Und auch das Flirten war ihm in die Wiege gelegt. Wusste er doch, aufgewachsen unter 11 Schwestern und einem Bruder, was Frauen gerne hören. Selbst im hohen Alter war er einem Flirt über den Gartenzaun nicht abgeneigt. Was ihm Ehefrau Frieda keineswegsübel nahm. Seit 1953 waren die beiden verheiratet und haben auch vieles gemeinsam unternommen. Nur, wenn er wieder mal zum „Musik machen" unterwegs war, nutzte sie die Zeit, eigenen Interessen nachzugehen.

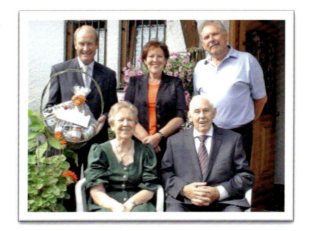

Nie und nimmer habe es einen richtigen Streit gegeben, versicherten Frieda und Karl Wurm (Foto vorne) anlässlich ihrer Diamantenen Hochzeit anno 2013. Ja, bis auf ein einziges Mal. Anlass war die Diamantene Hochzeit. Tochter Elma (Foto Mitte) war der Meinung, das sei es einen kleinen Bericht in der Heimatzeitung Wert. Wogegen auch der Papa nichts einzuwenden hatte. Nicht so die Mama: „Das interessiert keinen Menschen nicht und uns kennt ja auch keiner", versuchte sie Tocher und Ehemann von deren Vorhaben abzubringen. Doch Karl Wurm blieb hartnäckig: „Uns kennt jeder, und das interessiert auch jeden, dass wir schon seit 60 Jahren gut verheiratet sind." Der Starnberger Merkur wurde zur Feier eingeladen.

Frieda Wurm, 1932 im Bayerischen Wald geboren und aufgewachsen, verschlug es 1949 nach Gilching. Als Hausmadl und später dann als Köchin war sie beim Bäckerei Reis im Dienst. „Das war eine wunderbare Zeit. Die Famillie Reis hat mir nicht nur Arbeit gegeben, sondern auch Familienanschluß geboten", erinnert sich Frieda Wurm. Und wie es für ein junges Mädchen seinerzeit üblich war, ging sie regelmäßig zum Tanzen in den Oberen Wirt im Altdorf. Zum Tanz aber spielte die Guichinger Blaskapelle auf, an der Posaune Karl Wurm. Und als dieser das hübsche Mädchen aus dem Bayerischen Wald sah, war's um ihn geschehen. „Von der Bühne aus hatte ich einen wunderbaren Überblick über die Tanzenden gehabt. Und da ist mir sofort die Frieda aufgefallen. Ich hab' mir nur gedacht, was ist denn das für ein schönes Mädchen", erzählte Karl Wurm.

Berühmt berüchtigt war das Trio, in dem Karl Wurm neben den Brüdern Gottfried (Akkordeon) und Herwig Krischke (Gitarre) die Saiten des Kontrabasses mit Begeisterung zupfte und strich. „Und gspuit ham mi überall da, wo es nix kosten durfte", war das Credo der Band. Das Ehepaar Karl und Frieda Wurm waren es auch, die die elterliche Gärtnerei am Krautgarten Anfang der 60iger Jahre übernahmen. 1969 kauften sie das Haus an der Römerstraße 46 und gründeten dort den Blumenladen. Als Karl Wurm dann im Alter von 78 Jahren wegen Herzproblemen drei Bypässe bekam, trat er zwar etwas kürzer. Das Garteln aber auf dem eigenen Grundstück hat der passionierte Gärtner bis zum Schluss beibehalten. Und wer Glück hatte und zufällig zur Erntezeit vorbeikam, bekam gelegentlich ein Körberl Obst oder frisch gezupftes Gemüse mit auf den Weg. Karl Wurm starb im März 2018 im Alter von 88 Jahren. „Mit seinem Tod hat Gilching einen ausgesprochen warmherzigen und unglaublich sympathischen Menschen verloren. Er wird uns fehlen", sagte Bürgermeister Manfred Walter. Beerdigt wurde Karl Wurm am Friedhof bei St. Vitus im Altdorf.

Der Wurm Gustl – ein Gilchinger Urgestein

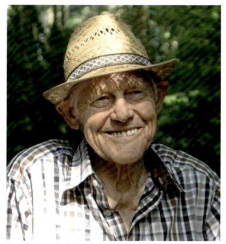

Geboren wurde der „Gustl", wie er liebevoll von den Gilchingern genannt wurde, am 11. November 1925 in Gilching. Es waren 13 Kinder, elf Schwestern und zwei Buben, unter anderem Karl Wurm, die ohne Vater aufwuchsen. Am 3. August 2017 starb er im Kreise seiner Familie. Das Gilchinger Urgestein wurde 91 Jahre alt.

Generationen von Kindergarten- und Schulkindern waren in den vergangenen Jahrzehnten in seiner Sonderbaumschule zu Besuch. 40 Jahre lang hat August Wurm aus dem Waldgrundstück am Steinberg ein kleines Paradies geschaffen, das auch der Öffentlichkeit zugänglich gemacht wurde. Für seine Verdienste erhielt er von der Gemeinde Gilching die Verdienstmedaille. In der Baumschule hat Wurm seine Leidenschaften vereinen können. Hier hatte er Kuriositäten, die die Natur geschaffen hat, ausgestellt, samstags lud er zum „Literarischen Café" ein und hier hatte er auch für die kleinen Besucher, die häufig zu Gast waren, eine weit schwingende Baumschaukel installiert. Es gab aber auch die Waldbühne, auf der Theaterstücke, Konzerte und Literaturabende veranstaltet wurden. Oft trat August Wurm sogar selbst auf, denn er hatte ein immenses Repertoire an Gedichten, die er – egal wie lang – fehlerlos aufsagte. Immens war auch das botanische Wissen des Gärtners, dessen besondere Leidenschaft die Rosenveredelung war. Besucher bewunderten die unzähligen kleinen sorgfältig beschrifteten Vasen mit den unterschiedlichsten Kräutern und Heilpflanzen, die er in seiner Baumschule als Anschauungsobjekt aufgereiht hatte und jahrelang am Jexhof zu Maria Himmelfahrt für die Kräuterweihe ausgestellt hat. Bis zuletzt, selbst im Rollstuhl, hat August Wurm den Kontakt zu den Menschen gehalten und stets versucht, ins Gespräch zu kommen.

Kurioser Villen-Einbruch am Steinberg

Mit Hilfe einer ausgefeilten Überwachungstechnik konnte ein 48Jähriger Hausbesitzer live mitverfolgen, wie sich zwei Einbrecher in seiner Villa am Steinberg zu schaffen

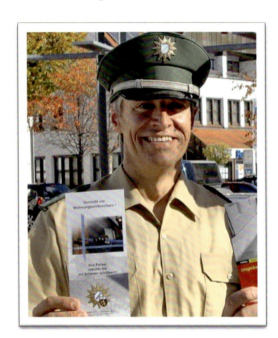

machten. Eingreifen konnte er nicht. Der IT-Spezialist weilte gerade rund zwei tausend Kilometer entfernt im sonnigen Spanien und machte Urlaub. Ein Fall, der auch Germerings stellvertretenden Inspektionsleiter Andreas Ruch (Foto) auf den Plan rief.

„Ja, es war genau einen Tag nach dem brutalen Raubüberfall in Meiling", erinnert sich Ruch. Der 52Jährige war in München privat unterwegs, als ihn seine Kollegen aus Germering anriefen und erzählten, sie hätten aus Spanien einen Hinweis über einen Einbruch in einer Gilchinger Villa erhalten. Realität oder Fake? Jedenfalls gab Ruch Anweisung, sofort zum angeblichen Tatort

zu fahren... ohne Blaulicht und ohne Sirene... und nach dem Rechten zu schauen. „Es dauerte keine drei Minuten, da waren unsere Leute vor Ort", betont Ruch nicht ohne Stolz. Der Hausbesitzer in Spanien verfolgte derweilen das Szenario live über IPhon und berichtete von zwei Männern, die seelenruhig sein Haus auf der Suche nach Diebesgut auf den Kopf stellten; nicht ahnend, dass bereits ein Polizei-Aufgebot samt Polizeihund das Haus umstellte. Als die Polizisten ihre Position eingenommen hatten, forderten sie die Einbrecher auf, mit erhobenen Händen herauszukommen. „Es folgte eine filmreife Verhaftung", erinnert sich Ruch. „Optimaler hätte ein Polizeieinsatz gar nicht laufen können." Bei den Tätern handelte es sich um zwei 24 und 25 Jahre alte Männer aus

Osteuropa, die per Fahrrad zum Einbruch unterwegs waren. „Es waren Profis, die genau wussten, dass sowohl der Besitzer der Villa wie auch die Nachbarn in Urlaub waren und sie deshalb ungestört auf Diebestour gehen konnten. Mit der perfekten Überwachungsanlage hatten sie nicht gerechnet", weiß Ruch. Bevor die zwei Gauner verhaftet wurden, hatten sie bereits Schmuck im Wert von 5000 Euro eingepackt. Die Urlaubslaune ließ sich der Hausbesitzer dennoch nicht vermiesen. Zurück aus Spanien bedankte er sich bei der Polizei für den umsichtigen Einsatz. Zudem fühle er sich angesichts der gelungenen Zusammenarbeit mit der Polizei fortan weit sicherer als bisher, soll er den Beamten bestätigt haben. Ruch wiederum wertete den erfolgreichen Zugriff als „schönen Erfolg im Kampf gegen die osteuropäische Einbrecherkriminalität".

Nackte stört die Sonntagsruhe

Eine der skurrilsten Geschichten mit Polizeieinsatz passierte vor etwa 15 Jahren. Aufgebrachte Bürger baten die Beamten der Polizeiinspektion Germering um Hilfe, weil regelmäßig am Sonntagvormittag eine nackte junge Frau in Springerstiefeln aus Richtung Waldkolonie über die Landsberger Straße am damaligen Autohaus Opel entlang flanierte, um beim Semmeleck am Bahnhof Neugilching ihre Frühstückssemmeln zu holen. Für die Polizei eine knifflige Sache. Dennoch erbarmte sich der damalige Polizeichef Klaus Frank und schickte an einem Sonntagmorgen seine Beamten mit dem Auftrag los, in Gilching wieder für Sitte und Ordnung zu sorgen. Zumal sich auch schon einige Ehefrauen beklagten, da plötzlich ihre Ehemänner Wert darauflegten, sonntags den Frühstückseinkauf zu übernehmen. Dachten sie sich anfangs nichts dabei, wurden sie jedoch misstrauisch, als sich das Gerücht der splitterfasernackten Frau verbreitete. „Oiß wos Recht is, Herr Frank. Kenna Sie des wirklich verantworten, wenn mia uns jetzt olle zwecks der Nackatn scheidn lassen?" Nein, diese Verantwortung wollte der rührige Polizeichef nicht auf sich nehmen. Seine Beamten jedoch bat er, nicht zu rabiat mit der nackten Frau umzugehen, sie auch nicht auf Gedeih und Verderb nach Papieren untersuchen zu wollen. Die zuständigen Beamten taten, wie ihnen geheißen. Im Polizeibericht, der nach dem sonntäglichen Einsatz an die Presse ging, hieß es: „Die Personalien der jungen Frau konnten vor Ort nicht überprüft werden, weil sie wegen ihrer Nacktheit keine Möglichkeit hatte, einen Personal-Ausweis mitzuführen. Einer Nackten kann man eben nicht in die Tasche greifen. Unseren Beamten blieb nur, Name und Anschrift zu notieren und die nackte Frau aufzufordern, mit ihren Papieren in die Inspektion zu kommen. Angezogen." In Gilching aber kehrte wieder Frieden ein, auch deshalb, weil die Nackte ihren Wohnsitz nach Berlin verlegt hatte.

Das horizontale Gewerbe florierte

Auch wenn in Gilching aktuell immer wieder Überfälle, Einbrüche und sonstige Gewaltverbrechen für Schlagzeilen sorgen, die Gemeinde war auch schon in früheren Jahren ein so genanntes „gefährliches Pflaster". Bereits von 70 Jahren musste sich sogar die Starnberger Kreisbehörde wegen untragbarer Zustände einmischen. Es war Rudi Schicht, seinerzeit SPD-Kreisrat Rudi und Schulleiter in Gilching, der sich 1948 um die Moral seiner Bürger sorgte. Deshalb stellte er Antrag an die übergeordnete Behörde in Starnberg, gegen die „Missstände der öffentlichen Kuppelei, hauptsächlich in den angrenzenden Gemeinden des Flugplatzes Oberpfaffenhofen, umgehend Schritte einzuleiten". Als unlösbares Problem erwiesen sich die explizit in Gilching die „ohne polizeiliche Meldung hausenden rund 250 Fräuleins". Ihre Domäne befand sich vorwiegend in der Waldkolonie; dort, wo die amerikanischen Besatzer etliche Wochenendhäuschen beschlagnahmt hatten. Chronist Peter Iohn hielt in seinem „Landschafts- und Dorfgeschichtebuch" außerdem fest: „Schließlich bevölkerten diese Damen aber auch die Schlaf- und Wohnzimmer sowie Küchen ansonsten angesehener und ehrbarer Bürger.

Gelang es der Gemeindeverwaltung einerseits, die Frauenzimmer abzuschieben, so wuchsen andere noch zahlreicher nach, wie bei der berüchtigten Hydra die Köpfe."

Ähnliches berichtete Rudi Schicht in der Gilching-Chronik. Die so genannten anständigen Bürger seien ganz und gar nicht abgeneigt gewesen, ihre Zimmer den „Fräuleins" und ihren amerikanischen Liebhabern zur Verfügung zu stellen, stellte er fest. Gab es doch als so genannte Miete amerikanische Schokolade, Zigaretten, Kaugummis, wohlriechende Seifen oder aber auch wertvolle Dollars. Während Kinder- und Schlafzimmer

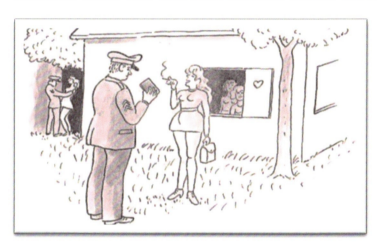

für das horizontale Gewerbe zweckentfremdet wurden, wurde der Nachwuchs bei den Großeltern oder im provisorisch ausgebauten Dachstuhl ausgelagert.

Der damalig Landrat Max Irlinger, den Schicht um Hilfe gebeten hatte, hatte sich „dieserhalb bereits mit dem Direktor der Militärregierung in Verbindung" gesetzt. Die anschließende Razzia wurde in Kooperation mit der Militärpolizei und der Polizei Gilching, ja damals gab es noch eine Inspektion in Gilching, durchgeführt. Die „angetroffenen Fräuleins" aber wurden in das Flüchtlingslager Dachau abtransportiert. Schicht: „Das ganze war ein großer Reinfall. Schon einen Tag später holten dieselben Militärpolizisten, die bei der Abschiebung der Fräuleins dabei waren, sie wieder zurück nach Gilching."

Die Drei vom Seniorenzentrum

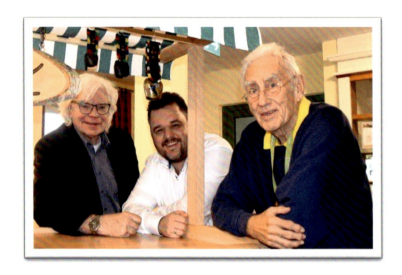

Seit 1982 war Dr. Fritz Hartmann (rechts) als Apotheker in Gilching Ansprechpartner für viele Menschen mit gesundheitlichen Problemen. Vor acht Jahren hat er die St. Sebastian-Apotheke an der Römerstraße an Sohn Dr. Stefan Hartmann übergeben. Untätig war der heute 81-Jährige nie. Er genoss den so genannten Ruhestand, beteiligte sich am gesellschaftlichen Leben, ging flotten Schrittes wandern und freute sich des Lebens. Bis ihm vor einem Jahr ein Schlaganfall einen Strich durch die Rechnung machte.

„Plötzlich stehst du da und musst einen neuen und für mich unbekannten Lebensabschnitt überlegen", erzählt der Vater von fünf erwachsenen Kindern. „Zum Unverständnis vieler Bekannter hatte ich mich aber sofort für einen Umzug ins Pflegeheim entschieden. Auch wenn es schwergefallen ist, mein selbstbestimmtes Leben teilweise aufzugeben. Beim Ausräumen meiner Wohnung saß ich am Boden und hab nur noch gedacht, armer Hund, jetzt beginnt der letzte Abschnitt deines Lebens. Doch dem war nicht so."

Jammern gehört nicht zum Vokabular des Seniors. Seit gut einem Jahr Bewohner des Pichlmayr Pflegezentrums genießt er mittlerweile die Vorzüge. Und hat zudem das Amt des Sprechers des Bewohnerbeirats übernommen. „Ich habe hier viel dazu gelernt und auch verstanden, dass dies einfach nur eine andere Form des Zusammenlebens ist. Das selbstbestimmte Leben aber wird nur geringfügig eingeschränkt. Anfangs muss man halt viel nachfragen, was im Haus möglich ist, doch letztendlich kann jeder tun und lassen, was er will."

Leiter der 2017 eröffneten Einrichtung ist Thomas Bonato. „Hier kann jeder das tun, zu was er Lust hat. Einzige Einschränkung ist, dass auf Mitbewohner Rücksicht genommen wird. Bei uns sind sogar Haustiere erlaubt, außer Klapperschlangen oder Krokodile. Inzwischen haben wir sogar einen Papagei." Damit sich die Bewohner, aber auch Gäste wohlfühlen, legt der 38Jährige Wert auf kulturelle und gesellschaftliche Veranstaltungen. Mit Oliver Kübrich habe man sogar einen Mitsing-Nachmittag veranstaltet. „Die Resonanz war sehr gut", freut sich Bonato. Gastspiele gaben aber auch schon die Jugendblaskapelle Gilching sowie das Gilchinger Salonorchester. Nicht zu vergessen die monatlichen Gottesdienste mit Pfarrer Franz von Lüninck. „Mittlerweile kommen nicht nur unsere Bewohner und deren Angehörige. Immer öfters sind auch die Nachbarn mit dabei und genießen die intime Atmosphäre in unserem Haus."

Radln und Singen gegen Arthrose und Asthma

Bekam Erich Fichtner den Auftrag, bei diversen Festen oder auch privat die Rolle des Nikolaus zu übernehmen, brauchte es nicht viel Verkleidung. Schmückte den gebürtigen Gilchinger doch von Natur aus ein ansehnlicher Rauschebart. Im November 2017 starb der passionierte Sänger und Weißbier-Liebhaber im Alter von 79 Jahren.

Marschierte oder radelte Erich Fichtner durch den Ort, dann grüßten die Menschen und er grüßte freundlich zurück. Man kannte ihn. Fichtner gehörte zu selten werdenden Originalen, die in Gilching zur Welt kamen, sich in der Heimat engagierten und auch noch wußten, wie es früher einmal war. Damals, als Gliching noch ein bäuerliches Dorf war und die einzige Hebamme sogar eine eigene Praxis hatte. „Ich bin keine Hausgeburt, muast wiss'n", sagte Fichtner. Das Licht der Welt erblickte er nämlich am 26. März 1938 in den Praxisräumen der „Müllerin". Bei der resoluten Hebamme, die „drüberhalb vom Klamottenrudi" an der Ecke Römer-/Rathausstraße praktizierte. Drei Betten habe sie gehabt, wo sich die Frauen zum Ge-

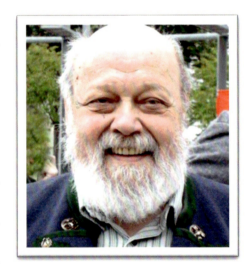

burtstermin einfanden und dort ihre Kinder zur Welt brachten.
Die Römerstraße habe zu damaligen Zeiten auch nicht Römerstraße geheißen. „Wir haben einfach Hauptstraße gsagt, weil sie durch den Ort ging und weil sie die einzige größere Straße war. Weder geteert noch gepflastert. Als Adresse haben wir damals nur irgendeine Nummer angegeben. Da wohnte man im Haus 122 ¼ oder 126 1/3. Mehr war es nicht."
Wie schon die Eltern wohnte auch er zeitlebens in der so genannten Dornier-Siedlung, die eigens für die Mitarbeiter des Flugzeugbauers Dornier errichtet worden war. Vater Leonhard war Mitarbeiter bei der Firma Dornier, die 1936 von Friedrichshafen nach

Oberpfaffenhofen auf das Flughafen-Areal umzog. Er selbst lernte den Beruf des Maschinenbauers und war viele Jahre lang bei der Gilchinger Firma Schwarzpunkt tätig und kümmerte sich als Betriebsrat um die großen und kleinen Sorgen seiner Kollegen. Seine ganze Liebe aber gehörte neben der Familie der Sangeskunst. Ab 1955 war er aktives Mitglied beim Männergesangvereins Gilching (MGV), für den er außerdem 20 Jahre lang als Nikolaus den Mitgliedern bei der traditionellen Nikolausfeier die Leviten las. Die Kinder aber beschenkte er reichlich. Der Deutsche Sängerbund verlieh ihm für sein 50Jähriges unermüdliches sogar die Goldene Nadel. „Jeder der sprechen kann, kann auch singen", war Fichtner überzeugt. Selbst wenn jemand eine Rede hält, singe er, ohne es zu bemerken, wußte er. „Man kann das gut beobachten, dass ein guter Redner im Laufe seiner Ansprache immer regelmäßig ein zwei Töne höher und dann wieder tiefer geht. Das ist der Beginn einer Gesangesübung. Außerdem beugen die diese Übungen Asthma vor", war Fichtner überzeugt. Im MGV sang er die zweite Bassstimme. Zudem gehörte er dem Singkreis Gilching und dem Sänger- und Musikantenverein Bischofswiesen sowie acht weiteren Vereinen an. Das Radlfahren hatte er angefangen, weil ihn eine schlimme Arthrose im rechten Fuß plagte. „Der Arzt hat gesagt, wenn ich bis zu 45 Minuten täglich radle, komme ich um eine Operation herum." 2015 erkrankte Erich Fichtner an einer Lungenentzündung, von der er sich nie mehr erholte. „Trotz seiner schweren Krankheit genoss mein Mann seine letzten Jahre voll Lebenslust und Freude", betonte Ehefrau Hildegard Fichtner.

Das Handwerk kämpft ums Überleben

Das Backparadies Boneberger gibt es seit 110 Jahren. Chef ist Wilhelm Boneberger. Seine Sorge ist, dass es das Handwerk bald nicht mehr geben wird. Es fehle nicht nur der Nachwuchs, „unser Dienst beginnt, wenn sich Nachteulen gemütlich schlafen legen". Zudem dehnen sich Bäckereiketten der Discounter, die ihre Filialen mit vorgefertigen Teiglingen beliefern, immer mehr aus. Täglich schließt

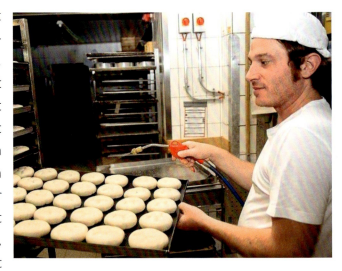

in Deutschland eine Bäckerei, die noch auf Ware Wert legt, die in der eigenen Backstube per Hand hergestellt wird. Von rund 25000 Bäckereien, die es noch vor etwa 20 Jahren gegeben hat, sind heute noch 12000 übrig. Tendenz nach unten. Überleben werden bis in höchstens zehn Jahren gerade einmal 8000 Bäcker", befürchtet Boneberger. Seiner Meinung nach sei es höchste Zeit, dass die Politik tätig wird. „Es kann doch nicht angehen, dass wir kleinen Handwerksbetriebe den gleichen Aufwand betreiben müssen, wie ein Großkonzern, der schlimmstenfalls in Deutschland nicht einmal steuerpflichtig ist." Der 40Jährige rechnet vor, dass er alleine für adiministrative Aufgaben weit mehr Zeit investieren müsse, als er früher ins Handwerk investiert habe. In Gilching sei er, nachdem die über 100 Jahre alte Bäckerei Reis geschlossen habe, der einzige, der regelmäßig in der Backstube steht und zusammen mit seinen Mitarbeitern Semmeln, Brot, Brezen, Kuchen und so weiter von Hand herstellt. „Das bedeutet, dass ich oft um Mitternacht aufstehen muss, damit unsere Kunden frühmorgens ihre Frühstückssemmeln bekommen." Dennoch macht ihm der Beruf Spaß. „Das Bäckerhandwerk ist sehr kreativ und sehr abwechslungsreich", betont Boneberger. Freude bereitet ihm aber auch, dass sowohl sein fünfjähriger Neffe Luca (links) sowie der dreijährige Sohn Leopold (rechts) schon Ambitionen zeigen, ins Bäcker-

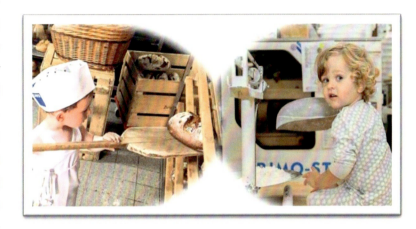

handwerk einzusteigen. Boneberger: „Der Leopold lässt es sich nicht nehmen, jeden Tag einen Klumpen Teig zu stibitzen, um ihn in den Kindergarten mitzunehmen. Die freuen sich dann immer, wenn sie daraus was backen oder basteln können."

Willi Boneberger ist Chef von zwei Läden und einem Verkaufswagen in Gilching. Derzeit hat er 25 Mitarbeiter beschäftigt.

Tante Ly war die erste Frau im Gemeinderat

Sie war energisch und wusste auch immer, was sie wollte. Elisabeth Reimer, Gründerin der Rumänienhilfe und über viele Jahre hinweg im Vorstand der Vhs-Gilching engagiert.

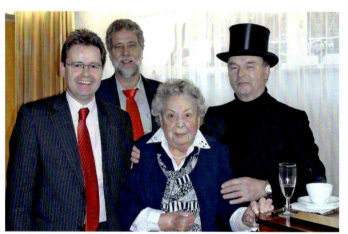

Vier Jahrzehnte lang gab sie zudem Kurse für Erwachsene. 1948 trat Tante Ly, wie sie liebevoll von ihren Kindern in Rumänien genannt wurde, in die SPD ein. Sie war damals 26 Jahre alt. 1966 schaffte sie den Sprung in den Gemeinderat und war somit die erste Frau in Gilching, die sich im Gremium zur rechten Zeit zu Wort meldete. Bis 1978 war sie dort vertreten. Zugleich übernahm sie das Amt der Ortswaisenrätin. Im Jahre 1968 gründete sie die Ortsgruppe der Arbeiterwohlfahrt; 35 Jahre lang war sie stellvertretende Vorsitzende.

Als Lehrerin an der Volksschule lagen ihr insbesondere die Kinder aus den sozial schwächeren Familien am Herzen. Sie hat sich aber auch schon sehr früh für ausländische Kinder und deren Probleme stark gemacht. Von 1985 an sorgte sie dafür, dass immer wieder Pakete mit Nahrungsmitteln, Spielsachen, Büchern und Kleider nach Rumänien transportiert wurde. Die Stadt Teregova ernannte sie deshalb zur Ehrenbürgerin.

Im Jahre 2004 wurde Elisabeht Reimer die Verdienstmedaille der Gemeinde Gilching verliehen, 2002 bekam sie das Bundesverdienstkreuz am Bande. Die letzten Zeit verbrachte sie im BRK-Seniorenheim an der Rosenstraße. Anlässlich ihres 90sten Geburtstags gratulierten Bürgermeister Manfred Walter (Foto von links), SPD-Gemeinderat Fritz Wauthier und Gottfried Jais, der ihr auf der Orgel ein Ständchen brachte. Im Oktober 2012 starb Tante Ly im Alter von 90 Jahren.

Feiermarathon mit Gemeinde-Torte

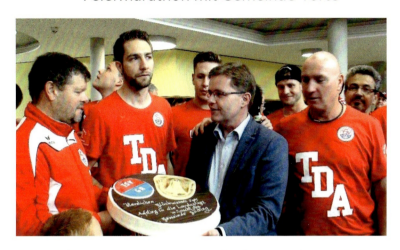

Die Kicker des TSV Gilching waren die ersten, die 2017 im neuen Rathaus offiziell empfangen wurden. Anlass war der Aufstieg in die Landesliga, der voluminös gefeiert wurde. Bereits im Vorfeld hatte Bürgermeister Manfred Walter versprochen: „Wenn ihr in die Landesliga aufsteigt, mache ich persönliche die Tür auf." Gleichwohl das Rathaus noch nicht in Betrieb war. Die Kicker waren nicht nur in voller Mannschaftsstärke aufgelaufen, sondern hatten als Verstärkung ihre Fans und Jugendkicker mitgebracht, gut 80 an der Zahl. „Der Verein ist wie eine große Familie", lobte Walter den Zusammenhalt bei den Fußballern, für die er selber in seiner Kindheit, wenn auch nicht mit großem Erfolg, gespielt hatte. „Ich war einer der schwächsten Spieler, die der Verein je gesehen hat." Aber vielleicht haben dem Bürgermeister, der mit einer Torte im Gepäck kam, einst auch die höheren Weihen gefehlt. Pfarrer Franz von Lüninck, der sich die Feier nicht entgehen ließ, schloß nicht aus, dass der Aufstieg in die dritthöchste bayerische Spielklasse seinem Gebet zu verdanken war. „Ob das am Segen liegt, den ich bei der Hauptversammlung gegeben habe, bin ich mir nicht sicher", rätselte der Geistliche.

Unser Pfarrer ist ein Pfundskerl

„Ich bin angekommen und habe das Gefühl, dass ich auch Willkommen bin", sagte Pfarrer Franz von Lüninck anlässlich eines Interviews im Juni 2016. Im September 2015 trat er in der Pfarrei St. Sebastian die Nachfolge von Christoph Lintz an. Für viele Gläubige schwer vollstellbar, sich schon wieder auf einen neuen Pfarrer einzustellen. Denn in

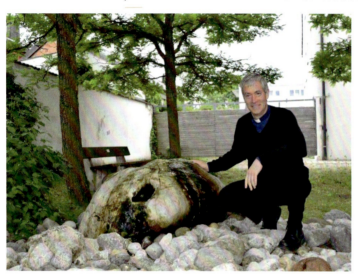

jüngster Zeit gab es innerhalb kürzester Zeit diverse Wechsel. Christoph Lintz war Nachfolger von Thomas Tauchert, der wiederum hatte Pfarrer Wieland Steinmetz abgelöst, der zum Leidwesen aller nach Bad Wiessee versetzt wurde. Was bei der Ankündigung, es kommt schon wieder ein neuer Pfarrer, niemand zu hoffen wagte, ist eingetreten. „Unser neuer Pfarrer ist einfach ein Pfundskerl", sagt unter anderem Gottfried Krischke, vormals Geschäftsstellenleiter der Gemeinde Gilching. Ähnlich positiv sah Franz von Lüninck seinen neuen Wirkungskreis. „Es ist schon so viel passiert und ich bin erstaunt, wie lebendig die Gemeinde Gilching ist und dass sich derart viele Menschen ehrenamtlich engagieren." Der Geistliche wurde auch von Anfang an in die Asyl-Problematik mit einbezogen und hilft, wo Hilfe nötig ist. „Ich bin mit dabei, aber für die Flüchtlinge, die schon länger hier sind, ist mein Vorgänger immer noch ihr Papa. In diese Rolle muss ich erst noch hineinwachsen."

Was den gebürtigen Gautinger so sympathisch macht, ist seine Offenheit allen Menschen gegenüber. Egal auch, ob die Fußballer ihren Aufstieg feiern, der Bauernverband zum Jahrestreffen einlädt oder das Mutter-Kind-Haus um Hilfe ruft, Pfarrer Franz von Lüninck ist allgegenwärtig. Und was macht der passionierte Bergwanderer, wenn er Kraft tanken muss? „Die Messe ist für mich eine einzige Kraftquelle. Wichtig dabei ist, dass auch die Menschen es so empfinden und dass sie das Gotteshaus anders verlassen, als sie es betreten haben. Ich persönlich spür den Herrgott beim Gottesdienst und hoffe, dass es auch den Gläubigen so geht. Wenn nicht, dann müssen's halt mit dem Herrgott mal ein ernstes Wort reden."

Und zu guter Letzt...

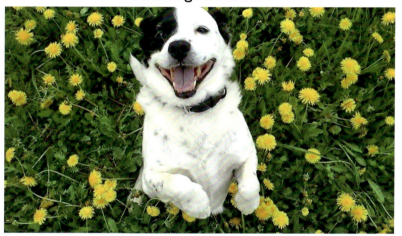

Ein Dankeschön und einen dicken Knutscher Herrn Llambi, der die Launen seiner Autorin gelassen erträgt und sich notfalls ins gemütliche Zuhause seiner Pflegeeltern, **Marlies und Herbert Nebl**, flüchtet. Auch denen ein herzliches Dankeschön für die Unterstützung – oft in höchster Zeitnot.

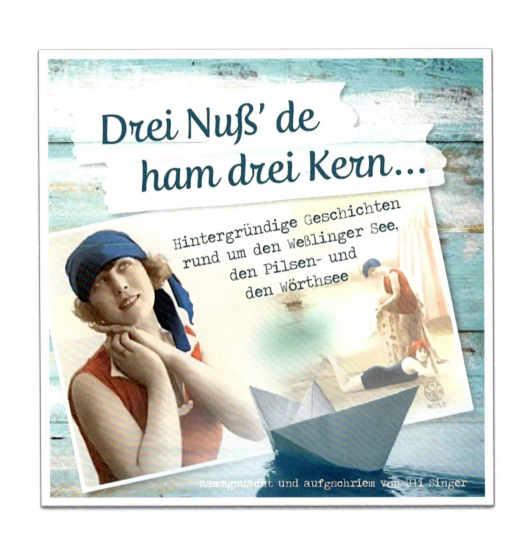

Drei Nuß' de ham drei Kern…

Hintergründige Geschichten rund um den Weßlinger See, den Pilsen- und den Wörthsee

Zammgsuacht und aufgschriem von Uli Singer

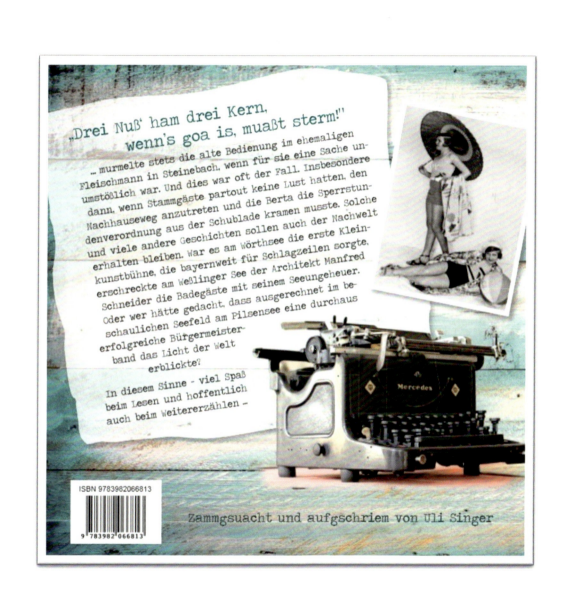

„Drei Nuß' ham drei Kern,
wenn's goa is, muaßt sterm!"

… murmelte stets die alte Bedienung im ehemaligen Fleischmann in Steinebach, wenn für sie eine Sache unumstößlich war. Und dies war oft der Fall. Insbesondere dann, wenn Stammgäste partout keine Lust hatten, den Nachhauseweg anzutreten und die Berta die Sperrstundenverordnung aus der Schublade kramen musste. Solche und viele andere Geschichten sollen auch der Nachwelt erhalten bleiben. War es am Wörthsee die erste Kleinkunstbühne, die bayernweit für Schlagzeilen sorgte, erschreckte am Weßlinger See der Architekt Manfred Schneider die Badegäste mit seinem Seeungeheuer. Oder wer hätte gedacht, dass ausgerechnet im beschaulichen Seefeld am Pilsensee eine durchaus erfolgreiche Bürgermeisterband das Licht der Welt erblickte?

In diesem Sinne - viel Spaß beim Lesen und hoffentlich auch beim Weitererzählen –

Zammgsuacht und aufgschriem von Uli Singer

ISBN 9783982066813

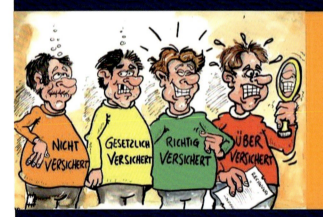
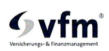

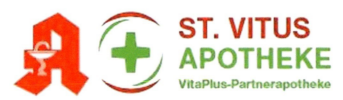
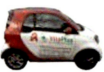
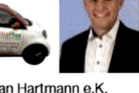
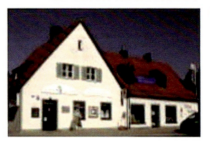

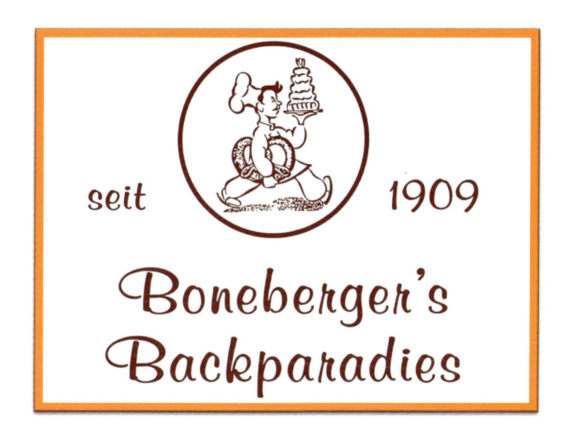

seit 1909

Boneberger's
Backparadies

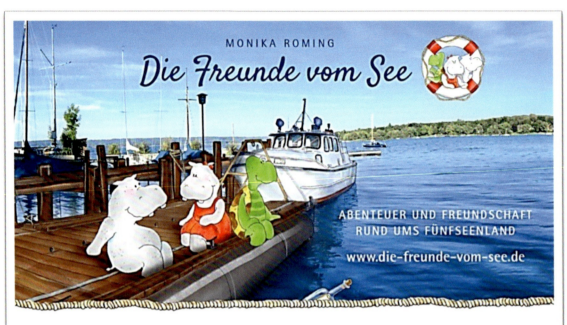
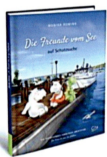
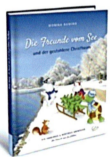
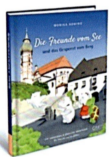
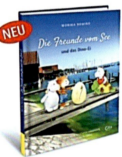

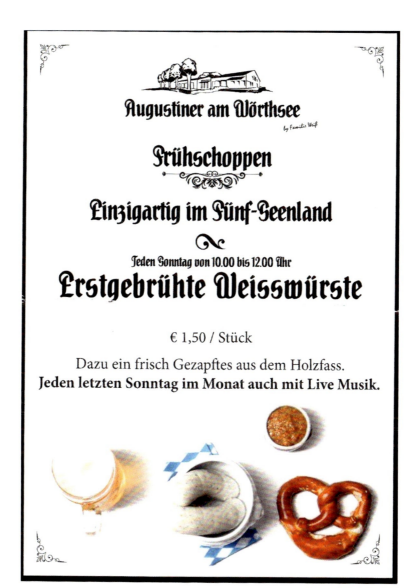

Augustiner am Wörthsee

by Familie Weiß

Frühschoppen

Einzigartig im Fünf-Seenland

Jeden Sonntag von 10.00 bis 12.00 Uhr

Erstgebrühte Weisswürste

€ 1,50 / Stück

Dazu ein frisch Gezapftes aus dem Holzfass.
Jeden letzten Sonntag im Monat auch mit Live Musik.

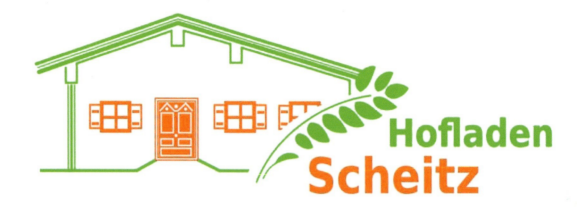

Milch - Käse und Ziegenspezialitäten

Wir freuen uns auf Ihren Besuch!
Hofladen Scheitz · Tannhof 1 · 82346 Andechs
Tel. 08152 / 89 61 · Fax 08152 / 52 05
<u>Unsere Öffnungszeiten:</u>
Mi - Fr 9.^{00} - 18.^{00} Uhr · Di + Sa 9.^{00} - 12.^{30} Uhr